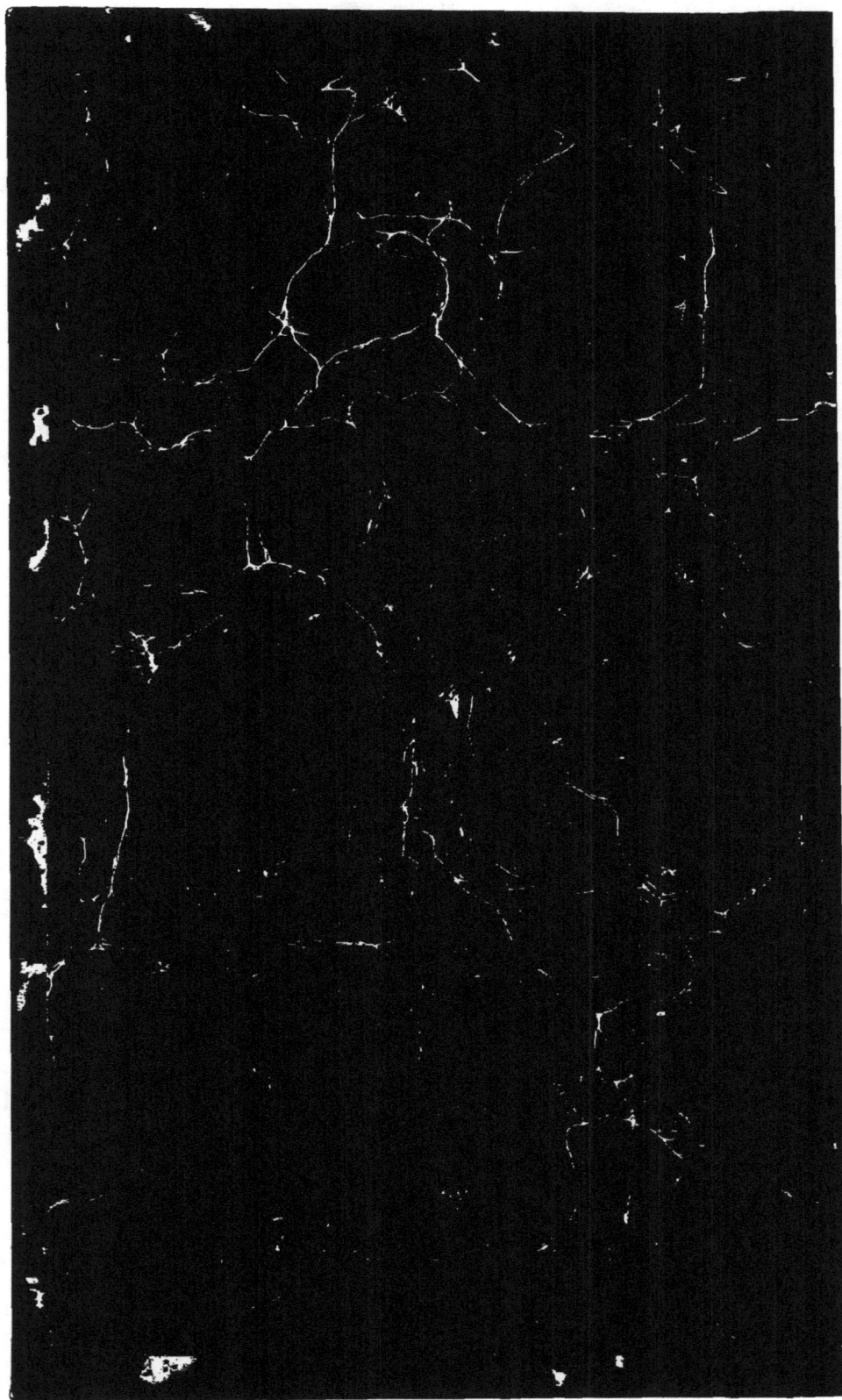

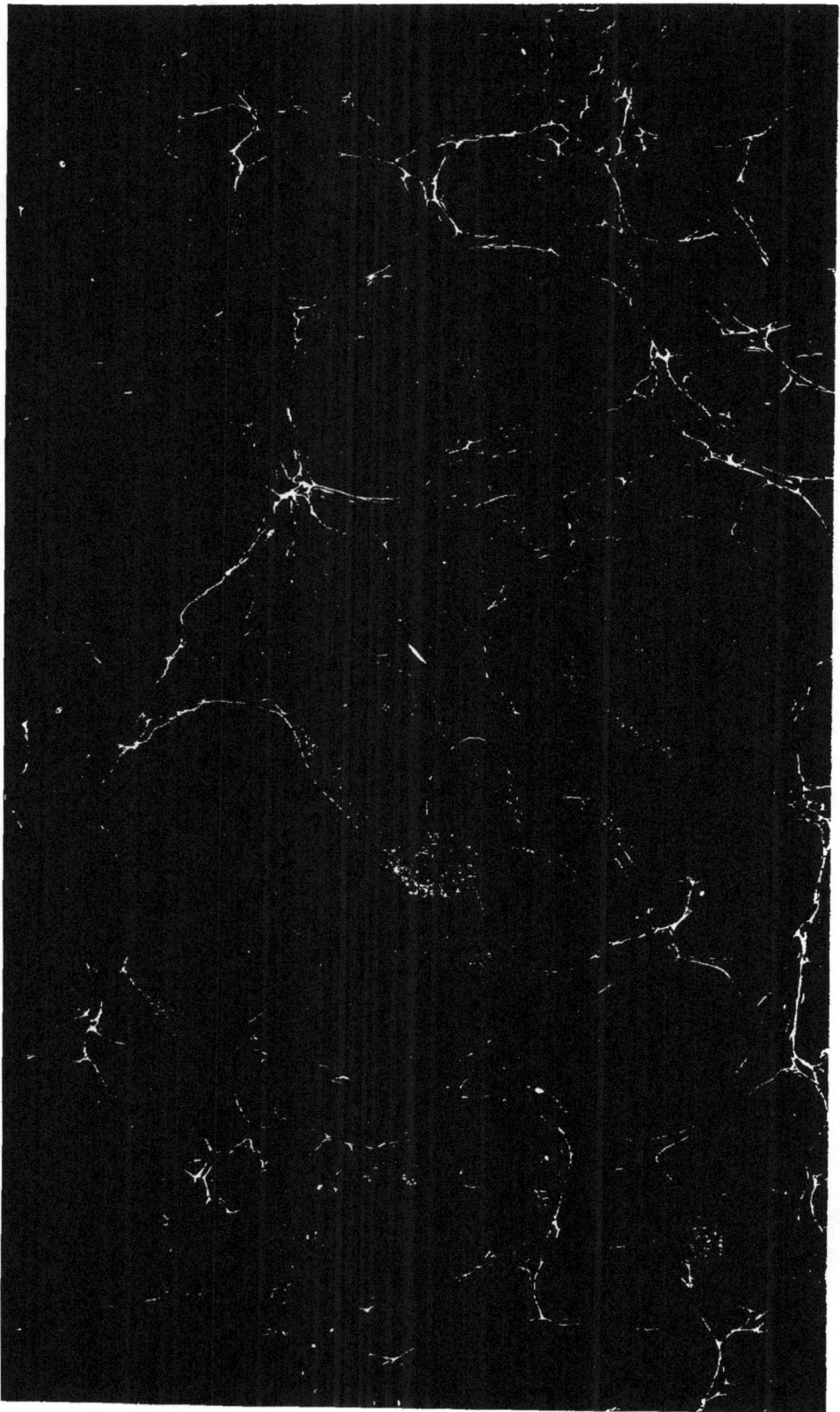

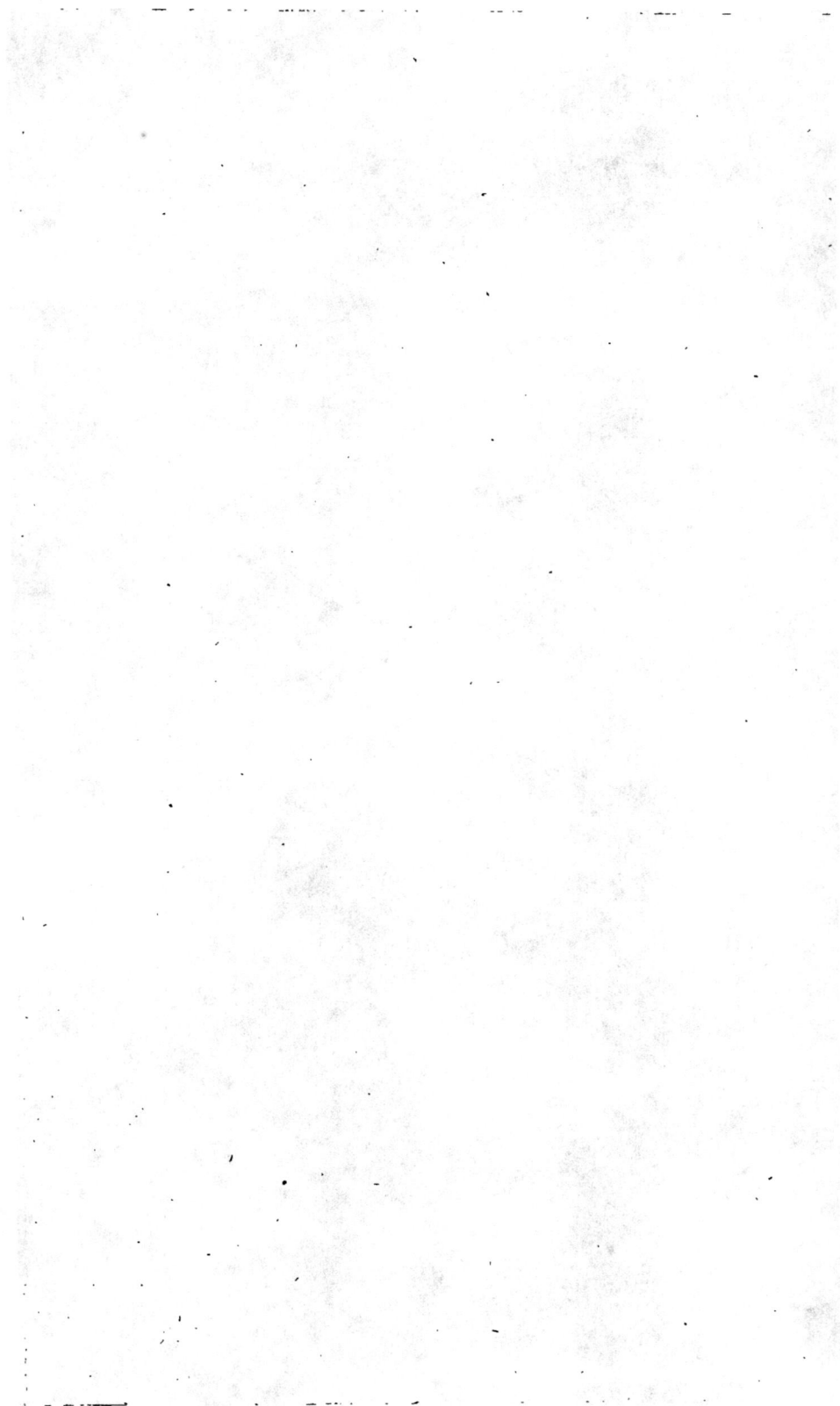

Ic 48
4

T. 2660.
O.v.s.

PREMIÈRE LETTRE

SUR L'IMPORTANCE

D'UN LOGEMENT SALUBRE.

PAR LE DOCTEUR VOILLOT,

DE BEAUNE,

PRÉSIDENT DU COMITÉ DE SALUBRITÉ PUBLIQUE DE L'ARRONDISSEMENT, ET MEMBRE CORRESPONDANT DE L'ACADÉMIE DE DIJON.

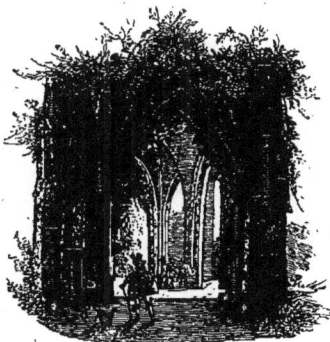

DIJON,

IMPRIMERIE ET FONDERIE DE DOUILLIER.

1841.

PREMIÈRE LETTRE

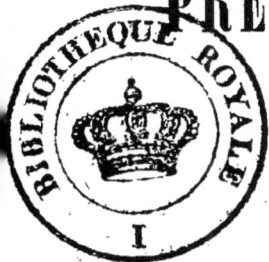

A M. ***

SUR L'IMPORTANCE

D'UN LOGEMENT SALUBRE.

Hæc scripsi non otii abundantia,
sed amoris erga te.

CICERO. Epist., lib. VII.

Vous tenez, mon ami, à la conservation de votre santé, et vous seriez bien aise de vivre âge d'homme, et même un peu plus s'il était possible : c'est bien là ce que je vous souhaite en toute sincérité. Déjà, dites-vous, vous êtes enfoncé dans le mauvais côté du siècle, et vous n'êtes plus de force à courir après la santé : il faut qu'elle vienne elle-même vous chercher dans votre logis, et qu'assise à votre coin de feu, *fire-side*, comme disent les Anglais, elle préside à vos digestions et à votre sommeil. Vous voulez en conséquence faire retraite, et vous ranger sous les lois de la prudence hygiénique, lois trop difficiles à observer au milieu des nombreux écueils de la civilisation : c'est bien, mais un peu tard peut-

1841

être. Néanmoins, je ne vous refuserai pas les avis que tout homme de l'art doit à son client.

Je vous dirai donc que trois conditions sont nécessaires pour arriver *tuto et jucunde*, comme nous disons en médecine, savoir : logement salubre, fortune honnête, et un peu de philosophie.

Sur la première de ces conditions, comme étant de mon ressort, je pense pouvoir vous donner des avis dont la pratique est nécessaire à l'objet de votre sollicitude. Quant aux deux autres, je ne puis que vous en faire sentir l'utilité : car elles ne sont point de ces choses que tout le monde peut avoir ou que chacun peut apprendre. Ainsi, attachez-vous à suivre les préceptes que je vais vous dicter sur le premier point, et soyez sûr que dame Santé vous tiendra fidèle compagnie : car c'est une créature qu'il faut savoir prendre, exigeante qu'elle est de son naturel, et parfois difficile à vivre, mais cependant assez bonne coucheuse quand on ne lui tourne point le dos; il faut bien lui passer les caprices de son sexe. Ici, par exemple, c'est une petite maîtresse au teint de lis et de rose, qui veut être servie aux petits soins; là, c'est une robuste amazone qui se plaît à courir les champs, défiant Phébus et Borée. Ce n'est point sous les lambris dorés qu'on la rencontre le plus souvent; ce n'est point non plus sous le chaume que vous la trouverez sûrement, quoi qu'en disent nos faiseurs de pastorales, dont aucun, que je sache, ne vécut sous le chaume. Son séjour de prédilection est la maison du modeste rentier dont les douces habitudes, l'ordre, la propreté et la sobriété sont tout-à-fait de son goût; c'est là qu'elle trône et se prélasse, quoique entourée de ses nombreux ennemis dont elle voit sans pâlir défiler la terrible cohorte, tels que la goutte au pied clopant, la paralysie, l'apoplexie, la pierre et la gravelle, filles légitimes de la bonne chère; les tremblemens, l'hépatite, l'entérite, la gastrite, l'hydropisie, la dyspepsie, etc., fruits de l'intempérance; l'insomnie, l'hypocondrie, le spleen, la manie, la phthisie, nées de l'abus des plaisirs de ce monde; la cachexie, la rachialgie, la scrofule, le chancre, le scorbut, et la lèpre, issus de la misère et du mauvais régime. Tous ces redoutables fléaux n'ont rien qui l'effraie. Elle est là dans son fort, pleine de vie et de satisfaction. Mais voyez sa bizarrerie! un simple vent coulis, un zéphyr qui vient de naître, la font trembler; et si vous la mettez entre ces deux ennemis, elle abandonne le logis, et laisse la place aux rhumes, aux catarrhes, aux fluxions, et aux maux de dents; et cependant elle aime à prendre l'air : aussi gardez-vous de la tenir trop long-temps enfermée, car c'est alors qu'elle devient triste et maussade. Si vous lui ouvrez portes et fenêtres, n'ayez peur qu'elle s'enfuie; elle est, par-dessus tout, avide d'oxygène : c'est son nectar, c'est l'aliment de sa fraîcheur; elle s'en repaît avec délices; mais si votre appartement est sombre et humide, bientôt vous la voyez pâlir, s'étioler, et tomber en langueur.

Je vous le dis, pour l'homme casanier, c'est une coquette aux nerfs délicats, aimant à s'entourer d'esclaves, et, pour la moindre cause, toujours prête à faire une infidélité. Enfant du juste-milieu, elle craint le chaud et le froid, le sec et l'humide; elle a ses petites habitudes, et ne souffre point qu'on l'en dérange; impatiente, elle regimbe contre une privation, et dans l'amour de son *moi*, elle s'irrite de tout ce qui l'empêche de fonctionner en repos. Elle sait son prix, la fière! aussi se fait-elle valoir tout ce qu'elle vaut. Il est vrai de dire qu'elle est peut-être le premier des biens : du moins je suis, pour mon compte, disposé à le croire, quoique bien des gens placent l'or avant elle, et que d'autres ne voudraient point de celui-là sans celle-ci. Lesquels ont raison? C'est ce dont je ne veux pas me faire juge. Je conviens néanmoins que l'argent a bien aussi son mérite dans un siècle d'or comme le nôtre, et qu'il n'est pas toujours nuisible à la santé, quoiqu'il soit la source de bien des douleurs. Aussi argent et santé vont-ils fort bien de pair quand on sait en user. Voyez ce gueux qui n'a pour tout bien qu'un vigoureux appétit, parce qu'il n'a pas mangé depuis vingt-quatre heures : il donnerait ses quatre meilleures dents pour le plus mauvais déjeûner, au risque de ne plus pouvoir digérer; et cet autre qui n'a pour patrimoine que bons bras et bonnes jambes, obligé de suer sang et eau pour avoir un gîte et du pain : croyez-vous qu'il ne donnerait pas beaucoup de sa santé pour un peu d'argent? Ce riche, au contraire, pour qui l'art culinaire prodigue à chaque instant ses merveilles, n'a pas de plus cher désir que celui d'un bon appétit : *Mitte cibos miseris, divitibusque famem.* Hélas ! si chez lui l'or abonde, c'est avec les indigestions! Mais voyez ce bon bourgeois, possesseur d'un honnête revenu : il arrange son budget, et établit un parfait équilibre entre la recette et la dépense. Aujourd'hui il a fait ses quatre repas, et se dispose à bien dormir. Demain, il fera de même; sans soucis, sans labeurs, il arrive ainsi au bout de l'année, plein d'une modeste joie, et d'une santé qui fait honte au millionnaire.

Au temps du bon *Ambroise,* où les hommes de l'art tenaient boutique sur le devant, l'un d'eux avait écrit au-dessus de sa porte ces mots pour enseigne : *Point d'argent, point de santé; trop d'argent, peu de santé.* Eh bien! cet excellent confrère guérissait le pauvre avec l'argent du riche, et le riche avec le pain grossier du pauvre. Ce qui nous montre que l'argent bien employé est un moyen qui sert merveilleusement à l'entretien de la santé, et qui, surtout, aide à en faire apprécier la valeur.

Voilà donc deux conditions nécessaires à l'homme qui veut se bien porter : à savoir, logement salubre, et fortune honnête. Mais ce n'est pas tout : il en est une troisième qui ne laisse pas d'avoir une grande part d'influence sur notre état physique : c'est la philosophie ; non pas celle qu'on apprend dans les livres, mais la philosophie pratique, celle que j'appellerai personnelle, et que quelques-uns savent si bien mettre à profit. Il est, en effet, des gens si habiles à manier cette philosophie, que vous les trouverez toujours fermes comme un roc au milieu des calamités...... des autres. Mais quoiqu'elle jouisse de peu d'estime parmi nous, cependant, et j'ai honte de le dire, on ne peut nier qu'elle ne soit d'une grande utilité pour celui qui veut digérer complètement et dormir d'un bon somme. Rien, en effet, n'est plus nuisible au jeu régulier de notre machine, que la facilité de prendre trop à cœur les intérêts d'autrui. Aussi voyez ce bon Héraclite qui pousse des soupirs et fond en larmes sur chacune des misères humaines ; cette ame honnête qui prend feu à toutes les injustices commises ou à commettre ; ce parfait citoyen qui gémit sur le sort de son pays après s'être vainement sacrifié pour lui ; ce Vincent de Paule qui court les bagnes pour y trouver d'honnêtes gens, et qui endosse le collier de force par charité : ils n'ont jamais su apprécier les douceurs d'une bonne digestion ou la mollesse du duvet. Retournez la médaille, et voyez quelles digestions procure l'entraînement des ambitions humaines ; regardez ce ministre au sortir de la chambre, où il vient d'éprouver un échec, tout tremblant pour son cher portefeuille ; ce spéculateur avide, jouant à la hausse, et comptant sur une nouvelle qui n'arrive pas ; et ce perfide solliciteur, qui, pour conserver sa place, vient de renier son protecteur : regardez, et vous aurez l'image des angoisses d'un estomac qui travaille péniblement.

Or donc, pour vivre en paix avec vos organes, évitez ce double écueil. Ne vous entremêlez pas trop dans les querelles des hommes, ce n'est plus de votre âge. Laissez faire, laissez passer. Soyez observateur si cela vous amuse ; mais ne vous prenez pas d'un trop bel amour pour les choses d'ici-bas. Votre expérience doit vous avoir appris à faire la part de l'humanité dans toutes ces passions petites

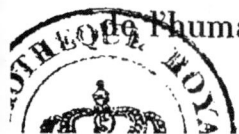

ou grandes, qui se livrent bataille autour de vous, et qui poussent vos semblables, les uns en avant, les autres en arrière. Rassemblez les provisions que votre esprit aura recueillies sur la scène de ce monde, et vivez de votre acquis. Soyez content du bien, et fermez les yeux sur le mal que vous ne pouvez empêcher. Si dans votre chemin vous rencontrez une infortune à soulager, faites-le hardiment, selon vos forces et vos moyens; mais n'en dites rien à personne : car vous auriez à vous reprocher de l'avoir fait par ostentation, ce qui ôterait une grande partie de votre satisfaction. Rien du reste ne soulage le cœur autant qu'une bonne action faite sans bruit (cela vaut une potion calmante). Point de sordide intérêt; point d'abandon trop facile. Ces deux points bien observés, vous vous trouvrez toujours content, sinon des autres, du moins de vous-même. Ayez soin surtout de ne pas vous placer trop haut, si vous tenez à ne pas tomber trop bas. Ne multipliez point trop vos relations, si vous voulez avoir quelque temps à vous : *Parva domus, amici pauci.* Enfin, revenez à la médiocrité : c'est une place souvent enviée par les hommes supérieurs, et que se donnent toujours les hommes d'expérience. Habitation modeste, table frugale, très-peu d'amis, oubli de ce qui se passe dans le monde : tels sont les élémens d'une vie tranquille, d'une digestion sans trouble, d'une humeur égale et d'une santé durable.

Voilà, mon ami, ce que j'étais bien aise de vous dire avant d'arriver à l'objet purement hygiénique des avis que vous me demandez. Je dois cependant vous avertir que je ne m'occuperai point de votre régime alimentaire, et ce pour plusieurs raisons : 1.º parce que vous n'êtes point malade ; 2.º parce que vous n'êtes point venu jusque là sans connaître la portée de votre estomac ; 3.º parce que tout homme de sens doit savoir se gouverner selon les lieux et les circonstances ; 4.º enfin, parce que ce serait la matière de plusieurs volumes que je n'ai pas le temps de faire, et vous pas le désir de lire. Du reste, je n'ai pas besoin de vous dire quelle quantité vous devez manger de telle chose ou de telle autre ; combien vous devez mettre de grains de sel dans un œuf à la coque ; si vous devez dormir sur le côté gauche ou sur le côté droit ; si vous devez vous promener en long ou en large, etc. : toutes choses fort importantes, sans doute, mais qui ne peuvent s'apprendre que par la pratique. Seulement soyez averti une fois pour toutes que vous pouvez manger de tout ce qui se mange, et boire de tout ce qui se boit, pourvu que vous laissiez tous ses droits à la sobriété.

Maintenant je vais aborder la question de

salubrité des lieux, et vous donner quelques instructions qui vous seront d'autant plus utiles, que souvent l'existence de la santé, ou du moins d'un bon état du corps et de l'esprit, dépend d'une bonne disposition du lieu qu'on habite. C'est un point généralement ignoré, et auquel on n'a point l'habitude dans le monde d'attacher une grande importance ; et cependant je puis affirmer que la légèreté de nos mouvemens, la force et la souplesse des muscles, le jeu facile des viscères, la bonne ou mauvaise humeur et le libre *fonctionnement* du cerveau, sont grandement sous l'influence de l'habitation. Si votre maison est mal exposée, si les distributions en sont mal conçues, si les ouvertures n'y sont point suffisamment nombreuses, si les courans d'air n'y sont point ménagés d'une manière entendue, si enfin les bienfaisans rayons du soleil n'y pénètrent pas abondamment, je vous condamne à manger sans appétit, à boire sans soif, et à dormir sans sommeil ; je vous condamne à l'engourdissement, à la paresse, à l'ennui, au dégoût de toutes choses ; enfin, je vous vois cloué sur votre fauteuil, y prendre racine, et végéter comme une misérable plante privée d'air et de soleil. Autant vaut coucher à la belle étoile. C'est en vain que vous appellerez à votre aide toutes les ressources de la civilisation. Vous goûterez de tous les mets, et puis vous gourmanderez votre cuisinière; vous boirez de tous les vins, et vous maudirez tous les vignobles; vous coucherez sous le duvet, mais côte à côte avec le cauchemar. En vain vous creuserez-vous la tête dans l'espoir de trouver quelque moyen d'amusement; mais votre cerveau ramolli ne répondra point à vos interrogations. En vain chercherez-vous à changer de place : vos membres inférieurs, devenus flasques, ne serviront plus à vous porter. Vous ferez un appel à tous vos sens; mais, affaiblis qu'ils seront, vous les trouverez muets et sans action; et, comme une lampe qui s'éteint, chacun d'eux désertera son poste, faute des matériaux nécessaires à son entretien. Ainsi s'écoulera péniblement le peu d'années qu'il vous reste à vivre, abandonné par chacune des sensations qui distinguent l'homme de la plante. Vous aurez, il est vrai, l'avantage de vous survivre à vous-même; mais, comme dit Martial , *Non est vivere, sed valere, vita.*

Tel est, mon cher ami, le tableau de votre existence finale, si vous n'avez soin de vous pourvoir d'une habitation qui réunisse les conditions hygiéniques nécessaires à une longue et forte vie : encore vous fais-je grace des maladies qui peuvent vous atteindre dans ce *carcere duro*, telles que la bouffissure, l'infiltration des tissus, l'asthme, la paralysie, l'apoplexie; sans compter l'imbécillité, la manie, l'hypocondrie, etc. Mettez donc toute votre préoccupation dans le choix du lieu que vous devez habiter ; et, si vous êtes assez heureux pour rencontrer dans une ville quelconque une maison qui vous offre, médicalement parlant, l'agréable et l'utile, placez-y vos pénates, et n'en sortez que quand vous serez appelé dans votre dernière demeure ; n'en sortez, vous dis-je, qu'avec la vie : car rien n'est plus cruel, dans l'âge du déclin, que d'être forcé de changer ses habitudes. Nous n'avons plus alors, comme à l'époque de notre développement, cet excès de vie que nous sommes fous de dépenser ; cette exubérance d'innervation qui nous rend insatiables de mouvemens ; cette inquiète curiosité qui nous fait courir après des sensations toujours nouvelles ; cette impatience de jouir qui nous pousse au-devant des années, et nous fait trouver les jours tardifs ; mais, attachés à la glèbe, nous ne demandons qu'à continuer de vivre et à jouir en paix du *statu quo*..... l'habitude s'est emparée de nous, et nous entraîne à sa suite comme l'agneau après sa mère. Vous, par exemple, mon ami, je vous vois d'ici, régulièrement levé à sept heures, assis, en hiver, au coin du feu, votre fauteuil placé à droite, à dix-huit pouces du foyer, en face de la croisée. Quand vient l'heure du déjeûner (dix heures précises), votre estomac vous avertit, par une agréable titillation, que vous avez un devoir à remplir : alors vous faites un quart de conversion à gauche, et vous vous trouvez à table. Là le plat qui fume porte son arôme sur votre membrane olfactive, qui aussitôt communique sa sympathie aux houppes nerveuses de la gustation. Soudain votre bouche s'humecte, et se prépare à jouir du mets savoureux qu'elle appète; bientôt elle le presse dans tous les sens, et le met en contact avec chacune de ses fibres; puis, après en avoir reçu les prémices, elle envoie le bol alimentaire à l'estomac, qui, à son tour, doucement chatouillé, se contracte et caresse mollement l'hôte attendu. Ainsi, absorbé par cette intéressante fonction, vous procédez avec méthode à la continuation de votre repas. Une heure juste s'est écoulée pendant ce pacifique et utile travail. Vous faites une pause, et attendez votre demi-tasse, qui ne tarde point à venir parfumer votre palais et faciliter votre digestion. Puis vous décrivez un nouveau quart de cercle de gauche à droite, et vous retrouvez à votre place favorite, où vous prenez patience jusqu'à l'heure qui vous fait sentir le besoin du mouvement. Telles sont vos habitudes du matin; celles du soir sont tout aussi salutaires et aussi confortantes. Ces habitudes se sont identifiées avec les localités, les unes sont nécessaires aux autres; elles sont pour vous de vieilles connaissances dont vous ne pourriez point vous

séparer sans regrets. Chacune des parties de
votre appartement est un aimant qui vous at-
tire et vous fait osciller régulièrement aux
diverses heures du jour. La place que vous occupiez hier à telle heure, vous l'occupez aujourd'hui à la même heure : demain vous ferez
ce que vous aurez fait aujourd'hui. Cette uni-
formité vous plaît; vous trouvez du charme à
savoir comment sera employée la journée qui
doit suivre; vous jouissez de l'avenir dans le
présent. Mais changez de domicile, et vous
voilà étonné, désorienté : une vague inquié-
tude vous travaille : vous ne trouvez plus au
grand jour ce qui autrefois vous tombait sous
la main dans les ténèbres : vous n'êtes plus
sur votre pavé de prédilection; il faut en
chercher un autre; votre place était à droite,
et maintenant il faut vous la faire à gauche;
dix fois par jour vous parcourez votre appartement, pour classer dans votre mémoire, de-
venue paresseuse, les objets dont vous avez
besoin; selon vous, rien n'est à sa place, tout
est incommode; enfin il faut changer vos allures et suivre un autre courant : votre esprit
a perdu sa douce quiétude, il est en travail;
quelque chose vous manque, et vous ne vous
complaisez plus dans cet agréable *far niente*
si utile autrefois à vos digestions. Pour vous
qui comptez les jours par les heures de calme,
ce n'est point vivre, c'est un temps perdu dans

votre existence; il faut recommencer sur de nouveaux frais, refaire vos habitudes, et vous étudier à trouver une nouvelle assiette.

Je n'ai point ici la prétention de chanter les douceurs de l'habitude : car ma plume n'est point digne de lutter avec celle du célèbre philosophe qui a dit que la meilleure des habitudes est celle de n'en point avoir; mais cependant je ne puis m'empêcher de vous faire remarquer que l'habitude est notre existence tout entière : nous naissons avec elle, et nous mourons quand elle nous quitte; elle est la règle d'une bonne vie, d'une vie bien ordonnée. N'avons-nous pas nos heures de travail et celles du repos, celles de la réfection et celles du sommeil, nos jours de plaisir et nos jours d'utilité? Elle préside à notre éducation, à notre santé, à nos goûts et à nos attachemens; sans elle mille choses délicieuses n'auraient pour notre palais que de l'amertume; mille objets qui flattent nos regards nous seraient indifférens; nos oreilles seraient déchirées par bien des sons d'une belle harmonie; bien des antipathies subsisteraient; sans elle, enfin, la vie n'est qu'un chaos informe, le temps n'a point de limites, nos jours point de lendemain, nos actions point de suite, et nos travaux point d'avenir. Buffon a dit : Le style, c'est l'homme. On pourrait dire avec autant de raison : L'habitude, c'est l'homme.

Donnez-moi un homme et ses habitudes, et je vous dirai quelle est la dose de son bonheur.

Pardonnez-moi cette digression qui, cependant, n'est point tout-à-fait étrangère à mon sujet : car si elle ne se rattache point strictement à la salubrité, elle a néanmoins des rapports assez directs avec les conditions d'une bonne vie. Je reviens donc sur mes pas, et j'entre en matière ; mais ce que j'ai à vous dire sera l'objet d'une prochaine lettre, ou peut-être de plusieurs autres. Ainsi prenez patience, et ne vous effrayez pas trop si, en regardant autour de vous, vous ne rencontrez pas toutes les qualités voulues pour constituer un logement parfaitement salubre. Peut-être êtes-vous sur le bord du précipice, mais c'est une position sans danger...... si vous pouvez la garder. En attendant que je vous tende la main, méditez ces paroles écrites, et préparez-vous moralement à vous conformer à la stricte exécution des conseils que je vais vous donner en ma qualité de membre grand dignitaire du comité de salubrité publique de mon arrondissement. Adieu.

Je dis avec l'école de Salerne :

Hæc bene si serves, tu longo tempore vives.

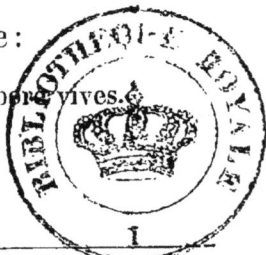

DIJON, IMPRIMERIE ET FONDERIE DE DOUILLIER.

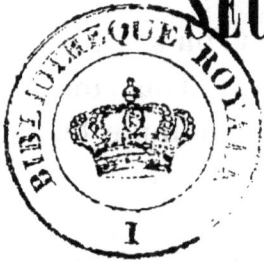

SECONDE LETTRE

A M. ***

SUR L'IMPORTANCE

D'UN LOGEMENT SALUBRE.

Happy and secure
From winter-rage, thou chusest to abide.
THOMPSON.

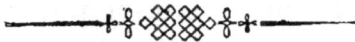

Ma lettre précédente vous a peut-être laissé, mon ami, sous le poids d'impressions fâcheuses relativement au logement que vous habitez, et je devine votre impatience, quoique vous n'en disiez rien, de savoir à quoi vous en tenir sur les conditions que vous devez rencontrer dans ce qui constitue une habitation salubre : aussi me hâté-je de vous tirer d'embarras, tout plein que je suis de l'espoir que la *présente* ne vous trouvera point dans un état tout-à-fait désespéré.

Heureusement nous ne sommes point à cette époque de douloureuse mémoire où la faux du choléra faisait de si grasses moissons et tombait de préférence sur celui qui se riait des préceptes de l'hygiène. — C'est en pareil cas

qu'il est surtout utile de savoir où l'on se couche, ce qu'on mange, où l'on va, d'où l'on
vient, et mille petites choses que l'homme le
plus robuste est tenu d'observer s'il veut jouir
de l'immunité qui, ordinairement, est le privilége de sa constitution : car ici fort et faible,
brave et poltron, pauvre et riche, tous sont
égaux devant la loi; hygie commande, malheur à qui n'obéit point ! — Mais terminons
notre exorde, et allons au fait.

En toutes choses, le point essentiel est d'é-
tablir les principes. Ceux-ci posés, il ne reste
plus qu'à en faire l'application : ce qui, à dire
vrai, n'est pas toujours facile en matière d'habitations considérées sous le point de vue sanitaire, obligés que nous sommes de nous
conformer aux localités, et surtout de prendre les choses comme il a plu à messieurs les
architectes de nous les faire. Ce n'est pas,
toutefois, que nous prétendions rendre ces
messieurs responsables de toute maladie con-
tractée dans les maisons insalubres : car nous
reconnaissons volontiers qu'ils ne sont point
tenus de méditer notre Hippocrate en son traité
Περὶ ἀέρων, ὑδάτων, τόπων, ce qui veut dire : *sur les
airs, les eaux, les lieux.* Cependant il serait
bien, peut-être, que dans leurs constructions
ils missent un peu plus en pratique les prescriptions de la salubrité; mais, je le dis à regret, ce n'est point là l'objet de leur sollici-

tude, et quand ils ont mis quatre pièces dans une, et trouvé la place de l'escalier, leur tâche est remplie, puis portez-vous bien si vous le pouvez.

Or le premier des principes en fait de santé, c'est la jouissance de l'air et de la lumière. A cet égard je dois entrer dans quelques explications.

Bien des gens ne font consister l'art de se bien porter que dans l'usage bien entendu du régime alimentaire. Ils ne prennent guère souci de l'air et de la lumière, persuadés qu'ils en ont toujours assez et souvent trop. Il en est même qui les fuient tant qu'ils peuvent, tels que les genres Céladon et petite-maîtresse, craignant les atteintes de ce qu'ils appellent couleurs ignobles, et tenant à la conservation de leur pâleur sans taches. Vous, mon ami, que je ne range point dans ces catégories, vous savez que l'air et la lumière sont indispensables à la vie. Sans eux, point d'animaux, point de végétaux. Mais peut-être ignorez-vous le pourquoi: chose utile à connaître, et dont vous pouvez tirer quelque fruit en temps opportun.

L'air nous est particulièrement nécessaire en ce qu'il pénètre dans nos poumons: je vais donc vous dire, mais en deux mots, ce qui se passe dans l'acte de la respiration. Vous pensez, comme beaucoup d'autres, que l'air n'est qu'un rafraîchissant pour notre sang, et qu'un corps aussi subtil ne peut rien laisser dans son contact avec celui-ci. Il vous semble qu'il sort de la poitrine tel qu'il y est entré, ni plus ni moins que celui qui passe à travers un soufflet. Vous pouvez, sans rougir, avouer votre ignorance à cet égard, car des savans ont pensé comme vous il y a bientôt un siècle. Mais, pour nous, toute erreur a disparu; l'analyse chimique et l'expérience physiologique ont porté la lumière sur cet objet : nous savons aujourd'hui que l'air qui est entré dans nos poumons a perdu, en ens ortant, une partie de son oxygène, et gagné quelques centièmes d'acide carbonique. Or, qu'est devenu cet oxygène? et d'où vient cet acide carbonique? Voici le fait : l'oxygène s'est combiné au sang veineux qui circule dans nos poumons; ce sang, de rouge-noir qu'il est, devient, par le contact de l'air, vermeil, rutilant, écumeux, plus chaud et plus léger. Ici, je prévois votre interrogation : Pouvez-vous, allez-vous dire, voir ce qui se passe dans les poumons? — Non pas précisément, mais à peu près : *quod dico, sic probo.* En interceptant la respiration d'un animal par l'introduction d'un robinet dans la trachée-artère, vous obtenez, par une ouverture faite à un vaisseau artériel, la carotide, par exemple, vous obtenez, dis-je, du sang rouge-noir si le robinet, est fermé, et si vous ouvrez ce robinet, vous obtenez du sang vermeil. Ces effets alternent toutes les fois que vous ouvrez ou fermez ce robinet. Puis, si vous analysez l'air qui a servi à la respiration, vous vous apercevez qu'il a perdu deux ou trois parties de son oxygène, et qu'il a acquis quelques centièmes d'acide carbonique. — Celui-ci provient de la combinaison d'une certaine partie d'oxygène avec le carbone du sang, et s'échappe sous la forme de gaz avec l'air expiré.

Vous voyez que l'introduction de l'air dans notre poitrine n'est point seulement un besoin pour nos poumons, un appétit comparable au caprice d'un enfant pour les bonbons ou les confitures; mais qu'il porte dans notre sang un élément nécessaire aux fonctions de nos organes, et qu'il sert en outre à lui enlever un superflu de carbone dont la trop grande abondance pourrait nous être nuisible. De plus, il contribue puissamment à l'entretien de notre chaleur naturelle, chaleur absolument nécessaire à notre espèce, et sans laquelle, quelque enveloppés que nous soyons dans nos habits d'hiver, nous ne serions que d'immobiles chrysalides.

Vous voilà, je pense, suffisamment instruit du rôle que joue l'air atmosphérique vis-à-vis de notre machine bipède. Je voudrais bien, quant à celui de la lumière, pouvoir vous faire une leçon aussi lucide; mais je me vois contraint de vous dire, comme Sganarelle disait

à M. Géronte : Votre fille a perdu la parole,
c'est là justement ce qui fait qu'elle est muette.
Nos physiologistes, qui n'ont pas encore trouvé
le dernier mot de la chose, vous diront que la
lumière durcit la peau, qu'elle la tonifie,
qu'elle en change la couleur, lui ôte sa fraîcheur, et lui enlève ce vermillon qui, pour le
dire en passant, n'est souvent qu'un semblant
de santé; mais le comment et le pourquoi sont
encore dans les causes occultes : ce qui ne détruit point, toutefois, cette proposition, que la
lumière est essentiellement utile à la santé, quoique à la rigueur on puisse respirer sans elle.

Il vous faut donc, mon ami, pour vous bien
porter, de l'air et de la lumière. Je sais que
jusqu'à ce jour l'un et l'autre ne vous ont point
manqué; mais vous me comprenez, je pense ;
je veux dire qu'il vous en faut largement, sans
toutefois vous compromettre. Je veux que vous
apportiez à cet objet toute l'importance qu'il
mérite. Vous devez vous attacher à ce que ces
deux élémens physiologiques pénètrent abondamment dans votre logis. Cherchez avec soin
une exposition qui vous les fournisse en quantité suffisante, et soyez assuré que quand vous
y serez colloqué, vous pourrez compter encore
bien des années de bonne vie.

J'irai donc habiter le sommet des montagnes, allez-vous dire. — Gardez-vous en bien,
mon ami; laissez cette demeure au chamois à

la peau dure et fourrée, ou au robuste mon-
tagnard, habitués à vivre au milieu des intem-
péries et durcis par les produits du sol et les
élémens qui les entourent.

Si, dans vos courses champêtres, vous avez
aperçu quelque ancien castel, placé bien haut
sur un rocher à pic, vous avez peut-être entendu dire de ce manoir : c'est une habitation
bien saine. — Erreur, mon ami. Il faut être de
fer pour vivre dans ces nids d'aigles. Vous,
par exemple, frileux citadin, qui par les temps
d'hiver ne sortez, comme dit le bon Montai-
gne, qu'ammitonné dans les martes jusqu'aux
oreilles; vous qui, lorsqu'apparaissent les premiers beaux jours de mars, vous dirigez vers
la petite Provence pour prendre votre part du
soleil; vous qui, dès que les ardeurs de la canicule commencent à se faire sentir, vous hâ-
tez d'abandonner la capitale pour aller jouir
des frais ombrages des vallées; vous enfin qui
craignez l'aquilon et les autans, et qui ne vous
souciez guère, que je sache, d'être bercé par
le choc de leurs tempêtes, dites, que feriez-
vous là, dans ce pays des buses, au centre de
la rose des vents, perché à deux ou trois mille
pieds au-dessus du niveau des mers? Ce que
vous y éprouveriez, je vais vous le dire : placé
là au milieu de torrens d'air pur et frais, vous
sentiriez d'abord du plaisir à en remplir votre
poitrine; votre appétit redoublerait; vos forces

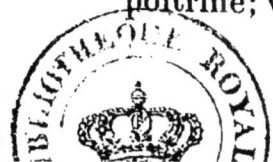

deviendraient plus grandes, et vos membres plus agiles; votre vie semblerait se retremper dans un sentiment de bien-être inaccoutumé. Mais bientôt ces effets portés à l'excès produiraient en vous une stimulation anxieuse et pénible; votre respiration deviendrait plus fréquente; votre bouche ne pourrait s'ouvrir assez pour aspirer un air trop léger; votre cœur battrait plus vîte et plus fortement, il chasserait dans vos poumons plus de sang qu'ils n'en pourraient contenir; votre poitrine s'irriterait, puis la toux et l'oppression venant à s'emparer de vous, la crainte de l'asthme et de l'anévrisme au cœur vous obligerait bientôt à descendre de vos hauteurs.

Joignez à cela les brusques et fréquentes variations de température de ce séjour où l'hiver et l'été se succèdent bien souvent dans la même journée, et dites si la timide santé d'un sybarite comme vous pourrait impunément courir de pareilles chances.

Ainsi, mon ami, vous n'irez pas là haut : car ce serait exagérer le principe que j'ai posé, et les conséquences de cette exagération seraient positivement contraires à celles que vous auriez pu en attendre.

Dans le choix de votre habitation, il est donc nécessaire que vous vous occupiez de l'exposition. Sera-t-elle à la ville? sera-t-elle à la campagne? A cet égard, vous devez consulter vos goûts. La campagne, il est vrai, vous offre bien des élémens de salubrité; mais si elle n'a pas d'attraits pour vous, vous pouvez vous y ennuyer; or l'ennui ôte l'appétit, il fait dormir trop, c'est un des ennemis de la santé. La ville a bien aussi ses inconvéniens : elle est un séjour disgracieux pour celui qui aime le calme et qui craint les oisifs et les fâcheux; mais, d'un autre côté, elle est pleine de ressources et d'utiles distractions pour l'homme du monde. Du reste, ce n'est ici, comme je l'ai déjà dit, qu'une affaire de goût. Soit aux champs, soit à la ville, il nous faut une bonne exposition.

Ce qui constitue une bonne exposition, c'est un bon vent et un bon soleil. Pour procéder logiquement à sa recherche, nous devons donc examiner d'abord le point de départ des vents et leur influence sur notre économie; et puis, ce qui n'est pas moins important, nous occuper de nous faire une bonne place au soleil.

Commençons par le nord.

Les vents qui viennent de ce côté sont froids, secs, pénétrans, et ordinairement élevés : à ces divers titres ils stimulent nos organes, excitent notre appétit, et remontent nos forces. Mais aussi ils donnent trop de tension à nos tissus, ils dessèchent nos viscères, crispent la peau, et empêchent les sécrétions. Ils ont bien quelque agrément en été, mais en hiver ils sont cruels. Quelque salubres qu'ils soient, je ne veux point que, bravant leur rigueur, vous alliez, quand ils soufflent au mois de janvier, prendre l'air en plein champ : vos nerfs délicats y succomberaient, et votre sang tranquille se figerait dans ses vaisseaux. C'est bien assez déjà qu'ils se fassent sentir dans votre appartement. Du reste, il ne s'agit ici que de ce qui se passe dans l'habitation quand dominent ces tyrans du nord.

Sans sortir de votre chambre, et quoique habitant une zone tempérée, vous avez sans doute plus d'une fois souffert de l'importunité de leur contact. Je crois, en effet, vous voir, en hiver, vous barricadant, et prenant contre leurs atteintes les précautions les plus minutieuses, mais en vain. Leurs sylphes malicieux et subtils pénètrent partout; la plus mince fissure, le plus petit trou de serrure, leur donnent entrée dans votre appartement. Là, ils vous assaillissent jusque auprès du feu, vous saisissent par derrière, vous tombent sur les épaules, vous harcèlent comme à coups d'épingles, et, tandis que vous vous grillez d'un côté, vous attaquent de l'autre; semblables à ces mouches incommodes que vous chassez et rechassez, et qui reviennent aussitôt vous percer de leurs dards.

Ce n'est rien, dira-t-on, ce n'est qu'un léger désagrément qui, du reste, trouve sa com-

pensation dans un corps plus dispos, et surtout dans un meilleur appétit.

Soit : ne considérez cela que comme une
espièglerie de ces malins petits esprits; mais
sachez que leur action malfaisante ne se borne
pas là : car, en resserrant les pores de la peau,
ils arrêtent la transpiration insensible, ils en-
travent la circulation capillaire, et refoulent
le sang vers l'intérieur; par suite, vos déper-
ditions n'étant plus en rapport avec l'action
nutritive, vous êtes disposé à l'obésité, aux
coups de sang, à l'apoplexie; vous avez encore
à craindre le catarrhe, la pleurésie et la péri-
pneumonie, à moins que, pour éviter ces per-
nicieux effets, vous ne soyez de l'humeur des
loirs ou de celle de Voltaire, — qui, en hiver, ne
sortait jamais de son lit qu'à six heures du
soir; — à moins, veux-je dire, que vous ne soyez
bien décidé à ne point sortir de votre couche
tant que règneront ces ennemis au souffle de
glace.

Si vous étiez encore jeune, mon ami, je
vous dirais. Soyez sans crainte; vos organes
sont souples, la chaleur ne leur manque point;
leur activité est grande; mais à votre âge les
muscles ont perdu une grande partie de leur
ressort, ils sont affaiblis, et ne suffisent plus à
l'exercice et au mouvement, ces conservateurs
de la santé; le calorique n'est plus chez vous
assez abondant pour que vous ne deviez en

être économe et n'en point faire la proie des vents du nord. Vous devez donc, pour votre bien-être et votre santé, vous garantir autant que possible de leur contact, et faire en sorte que les ouvertures de votre habitation ne soient point tournées de leur côté.

Je vous ai dit que la lumière était nécessaire à celui qui veut se bien porter, et c'est un fait incontestable. Elle est surtout utile en ce qu'étant toujours douée d'un certain degré de chaleur, elle a la propriété d'enlever leur humidité aux objets qu'elle frappe, et conséquemment de rendre secs et salubres les appartemens qu'elle éclaire. Voyez cet être au teint hâve et blafard, à la peau bouffie, aux chairs mollasses, et présentant avant l'âge tous les signes de la caducité : c'est un malheureux que la justice des hommes a relégué dans quelque cachot, ou que les besoins de cette vie ont forcé d'habiter quelque lieu souterrain. Pourquoi cette plante est-elle alongée, fluette, sans consistance et sans couleur ? C'est parce qu'elle ne reçoit point suffisamment l'indispensable contact de la lumière. Ici bas, le soleil ne luit point pour tous.

Qu'y a-t-il, du reste, de plus triste que la privation de la lumière ? Cette privation ne jette-t-elle point dans notre ame des pensées moroses, hypocondriaques et haineuses pour notre espèce ? Ne fait-elle point peser sur nous la vie comme un lourd fardeau dont nous avons hâte d'être débarrassés? Lorsque, dans les derniers jours d'automne, la brume enveloppe la nature de son obscur manteau, ne vous arrive-t-il point d'éprouver un sentiment d'ennui et de dégoût qui assombrit vos idées et vous fait prendre en pitié toutes les choses de ce monde? Eh bien! mon ami, ce sentiment vous dominera d'autant plus que votre appartement sera moins éclairé. Imitez donc la fleur dont le disque se tourne toujours du côté du soleil. Or, vous le savez, le soleil ne vient point du nord : ainsi ce n'est point de ce côté que regardera votre maison.

Si tels sont les inconvéniens attachés à l'exposition au nord, si vous y manquez de chaleur et de lumière, il va vous sembler tout d'abord que l'exposition au sud est précisément celle qui vous convient, puisqu'elle vous offre les contraires de celle-ci. — Un moment; ne nous hâtons point de conclure : car souvent les extrêmes se touchent. Je ne veux pas dire, toutefois, que si votre choix était limité à ces deux points cardinaux, vous ne dussiez, sans hésiter, donner la préférence au dernier; mais avant toute décision nous devons nous assurer s'il n'y a pas possibilité de trouver mieux, et d'abord signaler les diverses influences qu'exerce sur nous l'exposition au midi.

Au sortir de l'hiver, quand la terre commence à reprendre sa verte parure, jusqu'au moment où le soleil fait son entrée dans son cinquième palais, palais de fleurs, embaumé de mille et mille parfums, je veux dire, en style prosaïque, depuis le mois de mars jusqu'au mois de mai, il vous est donné, à vous, créature sensible comme une autre, de ressentir les délicieux effets qu'exerce alors sur tous les êtres l'astre vivifiant qui nous éclaire. Ses rayons qui pénètrent dans votre habitation, vous invitent, par leur douce chaleur, à vous dépouiller de vos fourrures, et vous impriment une nouvelle vie. Sortant alors de votre cocon, vous essayez mollement vos membres engourdis par le repos hivernal, et, ainsi que l'insecte ailé que ranime la douce impression du soleil du printemps, vous vous préparez à prendre votre essor, ravivé par de nouvelles excitations, des besoins nouveaux, et le désir de parcourir les champs que les frimats vous avaient défendus. Attiré au dehors par la beauté du tableau que vous offre la nature qui renaît, et par la suavité d'une atmosphère tempérée, vous vous livrez sans réserve à la discrétion des zéphyrs dont les tièdes haleines viennent assouplir vos organes et détendre vos fibres. Vous retrouvez alors dans la promenade un charme oublié depuis long-temps ; et lorsque vous rentrez au logis, vous n'êtes point raidi, serré dans vos habits comme après une course d'hiver; mais vous êtes ramené par une légère fatigue suivie d'un repos plein de mollesse. Vous ne vous précipitez point alors près de votre foyer pour ranimer vos extrémités glacées; tous les coins de votre salon réchauffé par le soleil de midi ont pour vous des titres égaux, et vous offrent chacun un lieu où, à demi étendu sur votre causeuse, vous pouvez respirer avec abandon, et sans que la vue d'une porte entr'ouverte vous fasse frissonner, et vous force à vous enfoncer dans votre fauteuil par crainte des coups d'air.

C'est pendant cette époque de l'année que l'exposition au midi est bonne et salutaire; mais vienne le temps chaud, c'est un tout autre cas. Le soleil, qui, pendant les trois quarts du jour, vous inonde de sa brûlante lumière, vous fait alors payer bien cher ses faveurs du printemps. C'est en vain que vous cherchez à interdire à ses rayons l'entrée dans votre habitation; leur ardente chaleur traverse vos persiennes, pénètre à travers le bois de vos volets, et vient transformer votre appartement en une fournaise où se pressent les atomes du calorique qui vous poursuit jusque derrière les rideaux de votre alcove. Là, suant, haletant, vous agitez vainement votre mouchoir, faible moyen de ventilation; vous passez d'une chaise à l'autre, du fauteuil au canapé; chaque siége est un gril sur lequel vous vous agitez et retournez dans l'espoir de trouver une bonne place; mais hélas! malgré vos efforts, vous tombez en eau, menacé de vous évaporer *ceu fumus in auras*.

Après tant de labeurs, vous comptez trouver enfin dans la fraîcheur de la nuit une compensation aux ardeurs du jour; vous vous étendez sur votre lit, et, jetant là la couverture de laine, mauvais conducteur du calorique, vous vous mettez à l'aise sous le simple drap de lin; mais bientôt l'atmosphère qui a perdu sa chaleur pendant l'absence du soleil, vous enveloppant de sa froide température, réagit sur vos organes plongés dans l'inaction du sommeil; vous vous éveillez alors saisi par le froid, et tout tremblant d'avoir gagné un rhumatisme.

Combien votre martyre est plus grand encore si le vent souffle du sud! vent chaud, étouffant, accablant. Alors, doublement exposé à ces deux sources d'émanations brûlantes, vous perdez toute force, toute énergie; vos muscles sont sans ressort; votre poitrine ne se dilate qu'à regret, contrainte de donner entrée à un air qui la dessèche et porte la combustion dans votre sang; vos jambes vous traînent avec peine, et plient sous vous comme

sous une pesante charge ; enfin, affaissé, op-
primé sous le poids du mal-aise, vous vous
mettez à maudire l'été et ses chaleurs, et vous
poussez la mauvaise humeur jusqu'à lui pré-
férer les glaces de l'hiver, tant il est vrai que
la sensation présente nous rend souvent ou-
blieux des sensations passées.

C'est surtout sous l'empire de telles circonstances que se développent et s'aggravent
la dyssenterie, le choléra, le typhus, et autres
misères de cette espèce. Malheur à vous si
vous ne trouvez dans quelque coin de votre
maison un refuge contre les feux que le midi
lance sur vos croisées.

Vous le voyez, ce tableau n'est point flatté ;
mais si l'accusation est sévère, il est juste de
dire qu'il est des circonstances atténuantes et
bien propres à faire fléchir la rigueur du ju-
gement. En effet, ces jours de douleurs, ces
jours néfastes où le soleil et l'air du midi sem-
blent conspirer contre la nature vivante ; ces
jours, dis-je, ne sont point très-communs dans
notre belle saison d'été ; puis en temps ordi-
naire vous avez pour dédommagement la fraîcheur du matin et celle du soir ; puis encore
rien ne s'oppose à ce que vous sortiez parfois
de votre étuve pour aller vous asseoir en
plein air à l'ombre de quelque arbre touffu,
sub umbram opacam. Enfin, vous pouvez vous

2

donner de l'air et de la lumière autant qu'il vous plaît et quand il vous plaît.

Le poids de ces considérations doit, il me semble, faire pencher la balance en faveur de l'exposition au sud, et la faire considérer comme bien préférable à celle du nord, où, pendant l'hiver, vous êtes cloué pendant trois grands mois dans votre logis sans voir poindre, si ce n'est par réflexion, un seul rayon du soleil, et sans oser mettre un instant le nez à la fenêtre. Ainsi, malgré les graves inconvéniens attachés à cette exposition, vous ne devriez point hésiter à lui donner, comme je le disais tout-à-l'heure, la préférence sur la première.

Mais poursuivons notre examen; et voyons à l'ouest.

Les vents qui nous arrivent de ce côté parcourent, avant de nous atteindre, une vaste étendue de mers. Dans leur passage, ils se chargent de particules aqueuses qui leur enlèvent du calorique, et les rendent froids et humides. Cette qualité du froid joint à l'humide est la pire de toutes les conditions contraires à la salubrité : aussi sont-ils très-insalubres, et, à cet égard, je suis bien aise de vous apprendre qu'Hippocrate est de mon avis en son *Traité des Airs, des Eaux et des Lieux.*

Ces vents ont pour effets de ramollir nos

tissus, de les imprégner d'eau, et de leur enlever la chaleur et le *stimulus* nécessaire au
développement de leur tonicité. Aussi les êtres
exposés habituellement à une température
froide et humide sont-ils sans vigueur et sans
coloris. Les tumeurs froides et les scrofules
sont assez souvent leur partage. Dans cette
classe il faut ranger surtout les habitans mal-
aisés des vallées qui s'ouvrent au couchant, et
qui sont abritées contre les vents du nord et
du midi. Je dis surtout les gens mal-aisés : car
leur nourriture, étant en rapport direct avec
leurs moyens pécuniaires, ne peut être que
très-peu tonique. Leurs habitations sont, pour
la même cause, sales et mal tenues; ils ne
veulent ou ne peuvent être propres. Leur ignorance ou leur insouciance font qu'ils attachent
ordinairement très-peu de prix à tout ce qui
tient à la salubrité. Ils ne sont point enfin,
comme le riche, en position de se donner le
confortable qui sert si bien de correctif aux
effets des causes débilitantes. Le travail des
champs est pour eux le seul palliatif, le seul
remède contre les fâcheuses influences de
leurs habitations. Aussi leurs femmes et leurs
enfans, qui quittent peu le logis, sont-ils spécialement entachés du vice strumeux; et depuis
long-temps j'ai observé, j'observe encore chaque
jour que les scrofuleux nous arrivent presque
tous de certaines parties de nos montagnes.

Est-ce à dire, mon ami, que si, par force majeure, vous alliez habiter à cette exposition, vous ayez à craindre les atteintes de ce vilain mal que les anciens appelaient divin, et que le doigt d'un roi de France avait, dit-on, le pouvoir de guérir? Non : car ce n'est point à votre âge qu'on prend une constitution nouvelle; mais, outre le désavantage d'être logé en face du vent d'ouest, dont le contact est presque toujours désagréable, et qui, de plus, a le privilége de jeter sur vos croisées la grêle et les orages, vous avez encore à craindre de sa part les sueurs rentrées, le catarrhe, l'hydropisie et la fièvre quarte; maladies dont la prérogative de nos rois ne saurait vous débarrasser, comme jadis ils le faisaient des écrouelles. Ce vent est encore, et par-dessus tout, le grand véhicule des douleurs, et peut, à bon droit, être appelé le père nourricier du rhumatisme. En un mot, c'est le plus mauvais des vents, et, sans prévention, physiologiquement parlant, je ne saurais en dire trop de mal.

Mais ce n'est point là le seul ennemi que vous ayez à craindre dans cette exposition : le soleil lui-même, parfois, se déclare contre vous, et vient ajouter ses hostilités à celles des vents d'ouest. Depuis le coucher de cet astre jusqu'au moment de son retour à votre méridien, votre appartement est frais et habitable; mais lorsqu'il a parcouru la moitié de sa carrière diurne, et qu'il commence à tomber sur votre parquet, la place alors devient moins tenable, et votre position empire à mesure qu'il s'abaisse, jusqu'à ce qu'il disparaisse de nouveau sous l'horizon. Pendant cette partie de sa course, qui est celle où il a acquis sa plus grande force, il a presque toujours donné en plein sur vos fenêtres; or vous savez qu'un rayon de chaleur a d'autant plus de force qu'il se rapproche davantage de la perpendiculaire. Votre appartement alors, de frais qu'il était, s'échauffe comme une étuve; de là résulte une transition de température qui, chaque jour, peut compromettre votre santé, et lui faire éprouver des vicissitudes d'autant plus nuisibles que les vents d'ouest règneront plus souvent.

Il est donc évident que cette position vous met trop directement en rapport avec les brusques variations de température qui sont, en été, le fait des vents d'occident; tandis qu'en hiver ces vents, déposant chez vous leur froide humidité, font de votre demeure un séjour désagréable et insalubre.

Le couchant, il est vrai, vous offre bien quelquefois de grandes beautés, et je conçois que depuis votre fenêtre vous aimiez à contempler le spectacle d'un beau soleil qui disparaît sous l'horizon, soit que son disque en-

voie ses derniers rayons à travers des nuages,
soit qu'il laisse après lui ces magnifiques couleurs qui se fondent dans l'azur du ciel et
vous donnent une image qu'aucun pinceau,
qu'aucun procédé n'ont pu jusqu'alors imiter.
Celui qui se plaît à admirer les tableaux de
la nature trouve dans cette contemplation de
bien grandes et bien pures jouissances; mais,
mon ami, quelles que soient vos sympathies
pour le soleil couchant, je ne puis trop vous
conseiller d'en faire le sacrifice en faveur de
votre santé.

Jusqu'ici nous n'avons point encore rencontré dans les points cardinaux que nous venons
d'examiner des garanties suffisantes et qui
nous permettent de compter sur l'agréable et
le salubre en fait d'exposition. En effet, le
nord est trop froid, le midi trop chaud, et le
couchant, qui tient alternativement de ces
deux extrêmes, a, de plus, l'inconvénient d'ê-
tre humide. Il nous est donc force de passer
outre et de nous tourner au levant.

Je ne dois point vous cacher ma prédilection pour ce côté de notre hémisphère, et
j'espère vous démontrer bientôt que cette prédilection est fondée. Oui, je suis par-dessus
tout admirateur du soleil levant, et toujours
disposé à l'aimer comme un bienfaiteur dont
j'attends les largesses. Toutefois n'allez pas
rire méchamment d'un tel amour. Je n'y en-

tends point malice, et je vous prie de ne point tourner contre moi la métaphore que votre esprit mordant pourrait y voir. Ce n'est pas que je n'apprécie à sa valeur le dévouement des gens toujours prêts à se prosterner devant certains soleils dont, il est vrai, ils attendent autre chose que de la lumière et de la chaleur; mais moi, je ne jette point ainsi mon encens à tous ces soleils, quoique je les respecte. Celui que j'aime et glorifie sans arrière-pensée, quoique je ne sois point sabéiste, c'est celui qui dispense ses faveurs à chacun, et je n'en suis point jaloux; c'est celui à qui appartient seul le privilége de faire le beau temps; c'est celui qui est réellement immuable, celui qui nous éclaire positivement; enfin c'est notre véritable et resplendissant soleil devant qui s'effacent tous les autres, et qui, pour parler le langage du poète,

> .... prend sa course et s'avance
> Comme un superbe géant.

Mais laissons là les fleurs de rhétorique, et allons au fait.

Les vents d'est sont généralement paisibles; ils sont entre le sec et l'humide; ils ont quelque chose de doux qui les rend agréables à respirer. Sous leur influence l'hiver est moins froid et l'été moins chaud. L'été est moins chaud en ce que, quand ils règnent, le soleil

est ordinairement voilé par de légers brouil-
lards qui lui ôtent sa vivacité et atténuent
son ardeur. Leur température semble un com-
posé de celles du nord et du midi. Rien n'y
domine avec excès; c'est un milieu parfaitement
convenable, et dans lequel nos fonctions organiques s'opèrent avec aise et alacrité, comme
eût dit Hippocrate s'il eût parlé français. Ces
vents agissent doucement sur nos nerfs, et les
consolent du *strictum* causé par ceux du nord,
et du *laxum* amené par ceux du midi.

Je sais qu'un littérateur célèbre les a accu-
sés de souffler dans notre ame de sinistres pensées, et d'inspirer la fantaisie du suicide aux
habitans d'une île voisine; mais cette opinion
est loin d'être fondée, et, sauf le respect que
l'on doit au génie, je la tiens hardiment pour
fausse, et ne la considère que comme un pur
jeu de l'imagination de notre malin auteur,
qui, du reste, n'avait point qualité pour pro-
noncer en semblable matière. Il vaut beaucoup mieux en croire nos statisticiens, qui ne
rangent point ce fait parmi les causes du suicide. Je lui pardonnerai volontiers d'avoir
voulu faire une mauvaise plaisanterie, mais
non d'avoir accusé d'une pareille chose des
vents aussi amis de la santé. C'est véritable-
ment une calomnie. Soyez bien persuadé que
s'ils étaient capables de produire de tels effets,
je ne prendrais point leur défense; je me hâ-

terais au contraire d'en faire justice en les plaçant bien au-dessous de ceux qui peuvent vous donner le coup de sang et le typhus ou vous prédisposer à l'atteinte des écrouelles.

N'ayez peur, mon ami, qu'un tel danger vous menace du côté du levant pas plus que des autres. Les vents, il est vrai, de même qu'ils exercent leur action sur nos facultés physiques, agissent aussi sur nos facultés morales ; mais cette dernière action n'est qu'un reflet de la première. Ce n'est pas que je nie que l'état de l'atmosphère, modifié par les vents, n'ait une influence directe sur notre ame ; je l'admets, au contraire, très-positivement Il est en effet des personnes dont l'humeur est tellement hygrométrique, qu'on peut apercevoir sur leur figure tous les signes de la pluie ou du beau temps, malgré leurs efforts pour les cacher ; mais de cette impression à celle qui amène une rupture violente entre le physique et le moral, je veux dire la détermination au suicide, il y a, croyez-moi, une bien grande distance que ne peut nous faire franchir aucune espèce de vent, et moins encore le vent d'est que tout autre. Loin donc de redouter son contact, recherchez plutôt toutes ses influences : car il n'en a pas de mauvaises ; et faites en sorte que les ouvertures de votre appartement lui soient directement opposées.

Mais l'un des plus précieux avantages atta-

chés à cette position, c'est, pour vous, la jouissance de la lumière du soleil levant. — Avez-
vous eu quelquefois votre chambre à coucher
placée en regard de l'orient? Là, dans une
belle matinée d'été, ne vous est-il point arrivé
de vous éveiller au moment où le soleil com-
mençait à poindre sur votre horizon, et en-
voyait ses premiers rayons à travers les vitres de
vos croisées? Alors, n'avez-vous point tourné vos
regards de leur côté? N'avez-vous point éprou-
vé un secret plaisir à contempler leur lumière
dorée? N'avez-vous point cédé à leur puissance
attractive? N'avez-vous pas craint que le sommeil ne revînt appesantir vos paupières, et
qu'il ne vous enlevât à votre innocente et
douce préoccupation? Enfin, vous, mon ami,
si paresseux à vous lever, n'avez-vous pas été
arraché de votre lit par le désir de jouir plei-
nement du beau spectacle que vous promet-
tait la nature en cet instant? Alors, j'en suis
sûr, vous respiriez avec délices; vos organes
et vos sens fonctionnaient librement; vous
sentiez en vous un calme inexprimable, une
joie sans mélange, et quelque chose d'heureux
qui vous attachait à la vie et vous révélait
tout le prix d'une paisible existence. Alors,
oubliant le monde et ses travers, et vous dé-
tachant des joies factices de la civilisation,
vous goûtiez un bonheur d'autant plus pur
que vous ne le deviez qu'au bienfaiteur commun.

Ce sont là, je le sais, des plaisirs que vous autres, habitans de la grande cité, vous trouvez rarement l'occasion d'apprécier : car vous n'êtes point gens à vous lever chaque matin, comme les *Parsis*, pour saluer le soleil quand il se lève, et pousser des acclamations de joie à l'aspect des premiers rayons du jour. Vous vous devez, avant tout, aux agitations de ce monde, aux allures de vos salons, aux soucis ambitieux, et à bien d'autres us auxquels vous sacrifiez chaque jour une parcelle de votre santé; et cependant ces plaisirs ne vous coûteraient rien, si ce n'est de ne pas faire du jour la nuit. Vous y trouveriez cette tranquillité morale, cette satisfaction corporelle si utiles au jeu régulier de la machine humaine.

Je n'ai pas besoin de vous dire, mon ami, car vous le voyez dès à présent, que l'exposition au levant est de beaucoup préférable aux autres, et que c'est celle qui vous offre le plus de chances de vous bien porter. Vous y jouissez, en effet, d'un bon air et de la meilleure moitié de la course diurne du soleil, attendu que les rayons de cet astre sont moins brûlans lorsqu'il monte que lorsqu'il descend. La cause de cette différence, je ne saurais vous la dire, pas plus que nos physiciens ne pourraient vous dire pourquoi sa lumière agit plus vivement et plus profondément dans le daguerréotype à certaine heure du matin qu'à l'heure correspondante du soir. Cependant, quant à la différence de la température du matin à celle du soir, il me semble qu'elle vient de ce que l'atmosphère et les corps ambians s'échauffent, non-seulement en raison de la hauteur du soleil, mais encore du temps pendant lequel il se trouve sur l'horizon: d'où il suit que, soit par l'effet de l'action directe des rayons lumineux, soit par la réflexion prolongée de leur calorique, la chaleur doit être moins grande à l'exposition du levant qu'à celle du couchant; mais aussi elle est plus égale et plus salutaire.

Voyez dans cette exposition les produits du sol et de l'animalité : la végétation est plus active, la verdure est plus belle, la plante a un plus beau port, la fleur étale des couleurs plus vives et plus pures, le fruit acquiert plus de saveur et de parfum, la terre est plus féconde et rend plus vite la plante dont vous lui avez confié la graine; l'animal qui y vit en liberté est plus agile et plus fort; l'homme enfin y a des formes plus gracieuses, des mœurs plus douces et l'esprit plus intelligent.

Aussi n'est-il point douteux que l'auteur de toutes choses, lorsqu'il voulut placer l'homme dans un lieu de délices, n'ait choisi cette exposition pour y établir son paradis, afin que la créature, sortie de ses mains, pût croître et multiplier. Mais lorsque notre premier père fut tombé en disgrace, Dieu le chassa de cet Eden où il vivait sans travail ni soucis, et lui dit : La terre te fera germer des ronces et des épines, tu mangeras son herbe, et tu gagneras ton pain à la sueur de ton front. Depuis ce temps l'homme n'a pu retrouver une exposition aussi parfaite. Heureusement son instinct le dirigea du côté de l'orient où il eut, il est vrai, à arracher les ronces et les épines, mais où la terre lui rendit grassement le fruit de ses labeurs. Combien sa misère n'eût-elle pas été plus grande s'il se fût tourné vers le nord! — car il pouvait choisir son domaine. — Au lieu de figues, d'ananas et de pommes exquises, il n'eût trouvé là que le gland, la faîne et la prune sauvage. Aussi a-t-il crû et multiplié.

Comparez entre elles les diverses parties de votre jardin : vous y verrez en petit ce que vous pouvez voir en grand sur la terre. Ce sera toujours au levant que vous trouverez dans vos sujets plus de vigueur, plus de coloris et plus de parfum.

Le père de la médecine, qui certes mérite bien en ce point toute notre confiance, dit que « dans les villes exposées à l'orient, les hom- » mes ont l'habitude du corps d'une meilleure » couleur et le teint plus fleuri. » Ce qui, au moins, est une présomption de bonne santé et de contentement. « Ils sont, ajoute-t-il,

» d'un caractère plus docile et doués de plus
» d'intelligence que les habitans des contrées
» boréales; de même que toutes les produc-
» tions du sol y ont plus de qualité. »

Ainsi donc, mon ami, cherchez une maison
exposée au levant. Cherchez bien, et si vous
ne pouvez en trouver à votre guise, faites-en
bâtir une. Placez vos ouvertures principales
de manière qu'elles se trouvent face à face
avec le soleil quand il se lève. Dans cette heureuse position, vous aurez pour vous les prémices de cet astre naissant et les faveurs de
son bienfaisant cortége. Sa lumière pleine de
charmes viendra chaque matin embellir votre
horizon et vous apporter l'espoir d'un beau
jour; son doux calorique chatouillera déli-
cieusement vos nerfs, et l'oxygène vivifiant
qui, à son contact, s'échappe de la plante, se
mêlant à l'air que vous respirez, dilatera vo-
luptueusement votre poitrine; l'oxygène.....

Divin oxygène! c'est toi qui donnes à l'air qui
nous entoure ses propriétés vitales; c'est toi
qu'aspire avec bonheur l'être remis en liberté; c'est toi qui pares la jeune fille des roses
de son teint; c'est toi qui rends les forces au
débile convalescent; c'est toi qui rappelles à
la vie le malheureux asphyxié; c'est toi qui
répands dans nos veines le bien-être et le baume de la santé..... Enfin, mon ami, je vous le
recommande par-dessus tout, et je l'aime,

quoiqu'il soit le plus grand ennemi des médecins.

Je termine ici ce que j'avais à vous dire sur ce point important de mon sujet. Je clos donc cette épître, que je vous prie de ne pas trouver trop longue : car j'aurais pu l'alonger encore. Mais je sens qu'après avoir passé, sans m'arrêter, du nord au midi et de l'ouest à l'est, il est temps que je reprenne haleine. Plus tard je poursuivrai mon thème, si je n'ai pas de trop mauvaises nouvelles de votre santé ; *si non pituita molesta est.*

Vale.

DIJON, IMPRIMERIE ET FONDERIE DE DOUILLIER.

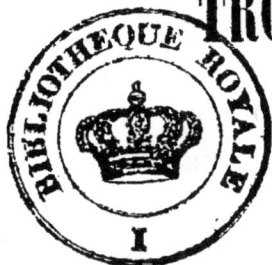

TROISIÈME LETTRE

A M. ***

SUR L'IMPORTANCE

D'UN LOGEMENT SALUBRE.

Æque neglectum, pueris senibusque nocebit.
HORAT.

* * *

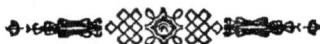

J'apprends, mon ami, avec une bien douce satisfaction, que votre santé se soutient, et que tout irait pour le mieux de ce côté, n'était la crainte de la perdre : crainte salutaire, sans doute, dans certaines circonstances; mais véritable maladie quand elle est poussée trop loin. Si je dis maladie, j'entends maladie de l'esprit, et non du corps; mais l'une vaut l'autre : je ne sais même si, pour mon propre compte, je ne préfèrerais une bonne fièvre physique à une fièvre morale, car la première se guérit plus facilement que l'autre. À ce propos, je puis vous dire que maintes personnes, du reste assez bien portantes, interprètent si mal de légers dérangemens de leurs fonctions organiques, qu'elles s'imaginent être sous le

1841

coup de toutes les maladies, et surtout des plus graves, — et il en était déjà ainsi bien avant Molière : — aussi les voyez-vous, pour le plus petit mal de tête, pour la plus mince colique, recourir à quelque livre de médecine, et, cherchant du mal au pire, prendre justement pour la leur une maladie qu'elles n'ont pas. Ce sont gens que personne ne plaint, et que cependant on doit plaindre : car, en effet, qu'est la santé pour celui qui croit être malade? O pouvoir de l'imagination! Le martyr est heureux, le gueux est roi, le sot est un génie : qu'y a-t-il d'étonnant d'entendre s'apitoyer sur leur frêle santé certains athlètes auxquels il ne manque, comme au physicien Lichtemberg, que la résolution de se bien porter?

Jean-Pierre se présente à la visite du médecin : Monsieur, dit-il, je voudrais entrer à l'hôpital. — Qu'avez-vous, mon ami? — Rien, Monsieur. — Eh bien! pourquoi demandez-vous à entrer ici? — C'est que j'ai peur d'être malade. Jean-Pierre, vous le voyez, ne se piquait point d'être un *Epictète*, ni même un *Pascal* : il ne travaillait point, parce qu'il avait peur d'être malade. Son amour excessif pour la santé lui inspirait une prudence bien pardonnable, il est vrai, mais aussi bien directement contraire à ses intérêts. S'il eût été riche, je ne doute point que, nouvel *Argan*, il ne se fût coiffé du triple bonnet de laine, qu'il ne se fût mis entre les mains de quelque monsieur *Purgon*, et n'eût confié ses entrailles à quelque monsieur *Fleurant* pour les lénifier et balayer sans cesse. — Mais laissons là les Jean-Pierre et les Argan, et entrons dans notre sujet.

J'ai cherché, dans ma dernière lettre, à vous faire sentir toute l'importance que vous deviez attacher à l'exposition de votre logement; je vous ai dit ce qu'elle devait être : *est ubi tepeant hiemes, — ubi gratior aura* (Horace). Je dois maintenant vous entretenir du terrain où devra être placée votre maison, et des objets dont vous devez éviter le voisinage : car il ne suffit point que vous jouissiez d'un bon soleil et d'un bon vent, il faut encore que votre sol et les lieux circonvoisins ne vous causent aucun dommage sous le rapport de la salubrité.

Le lieu qu'on habite est souvent la cause de maladies, d'un état de débilité, d'une difficulté d'être, comme disait *Fontenelle*, dont on cherche vainement à se rendre compte, et qui tient à la nature du sol où repose l'habitation. Il n'est donc point indifférent de bâtir dans telle ou telle place, et cependant le choix du terrain n'est point ordinairement ce qui nous occupe. A cet égard nous ne sommes guère plus avancés que ne l'étaient nos pères, qui, peu soucieux des avantages d'une bonne position hygiénique, plantaient leurs maisons là où ils trouvaient leur convenance, ignorans qu'ils étaient des dangers d'une habitation mal placée. Avoir pignon sur rue, ou maison près du clocher, était la principale ambition du modeste bourgeois. Les puissans eux-mêmes n'avaient point à cet égard des idées plus étendues. Voyez en effet, dans les villages de plaine, ce qu'on appelle le *château :* c'est un bâtiment plus ou moins beau, et quelquefois plus ou moins laid, entouré de fossés où, pendant la moitié de l'année, stagnent des eaux croupissantes, véritables grenouillères d'où s'échappe un air infect qui porte l'humidité et la puanteur dans toutes les parties de l'habitation. Nous, aujourd'hui, quoique gens de civilisation, n'y attachons guère plus d'importance, et l'état des lieux semble ne nous intéresser pas plus qu'il n'intéressait nos ancêtres. — Mais, dira-t-on celui qui n'a jamais quitté le pays où il est né, qui y est attaché par les liens de famille, par ses relations sociales, ses habitudes, ses affaires, ses biens, son patrimoine, et qui n'est pas la cause que ses pères ont bâti dans la boue; celui-là, et il fait partie du plus grand nombre, abandonnera-t-il tout cela pour chercher un pays sain : *linquenda tellus, et domus et placens uxor.* — Je réponds que je ne contrains personne : je ne parle ici qu'en homme de l'art, *quod medicorum est promittunt medici.* Je ne m'occupe point des affaires d'autrui, mais bien de sa santé. Du reste, je ne m'adresse ni à un commerçant, ni à un industriel, ni à un homme de boutique, mais à un honnête propriétaire, jaloux par-dessus tout de se conserver en bon état de corps et d'esprit, et désireux de savoir quelles sont, à cet égard, les prescriptions de l'hygiène; et je me prête d'autant plus volontiers à ce désir salutaire, que je partage l'opinion de *Socrate*, qui a dit : « La santé est le principe de la sagesse et de la vertu. »

Ainsi donc, mon ami, je dois vous recommander d'apporter une attention toute spéciale au choix du sol où sera construite votre maison, et aussi à sa position topographique.

Votre terrain ne devra être ni argileux ni marécageux; il ne devra point non plus avoir servi de lit à une rivière.

Le terrain argileux est imperméable à l'eau; il a la propriété de la retenir et de l'empêcher de se perdre dans les parties inférieures : d'où il résulte qu'elle s'infiltre dans vos murs, s'élève en vertu de la capillarité, et entretient dans vos appartemens une humidité constante et nuisible. Or, les dangers de l'humidité sont assez généralement connus : la faiblesse et le relâchement des organes, la perte de l'appétit, les mauvaises digestions, et la prédisposition aux fièvres de diverses natures, en sont les effets ordinaires. Si dans certaines maisons vous ne rencontrez que des êtres au visage terne et bouffi, aux formes molles et empâtées, n'en cherchez la cause que dans l'humidité qui provient du sol.

Vous serez passible des mêmes effets si votre terrain a servi autrefois de lit à quelque rivière. Cette partie du sol, étant plus basse que les autres, est le lieu vers lequel gravitent les eaux qui saturent les terres voisines.

Enfin, si votre habitation se trouve sur une terre marécageuse, outre l'humidité vous aurez surtout à craindre l'action délétère des gaz qui peuvent s'en échapper.

Que votre étoile vous détourne d'un pareil sol! C'est le pire de tous, et, dans l'intérêt de votre santé, je ne dois point hésiter à éveiller en vous toutes les terreurs que doit vous inspirer le danger d'une habitation placée dans une assiette aussi impure.

Transportez-vous pour un instant parmi les êtres qui végètent dans une contrée marécageuse : vous y aurez le tableau des misères de l'animalité souffrante; vous y verrez en foule des individus au teint livide et plombé, aux yeux caves, aux formes amaigries, à la marche fatiguée, à l'aspect souffreteux et malingre, tremblant incessamment du frisson de la fièvre qui les mine, les abat, et les emporte avant l'âge, après une vie de langueurs et d'une misérable agonie. Est-il nécessaire de vivre dans les marais *Pontins,* ou dans ceux de la *Sologne,* terres classiques des obstructions du foie et de la rate, pour être atteint des tristes symptômes des maladies palustrales? Non; bien d'autres lieux, si petits qu'ils soient, offrent les mêmes conditions, et produisent les mêmes effets. S'il est des marais de plusieurs centaines de lieues de surface, il en est aussi de quelques centaines de perches. Toute la différence qu'ils présentent dans leur action est dans le nombre des individus qu'ils affectent.

Auriez-vous, mon ami, le désir de savoir quel est le gaz qui exerce une si funeste influence sur notre pauvre machine, qu'un souffle, hélas! peut détraquer? Je ne saurais vous le dire, pas plus que nos maîtres en pathologie ou en chimie. Quelques-uns, cependant, prétendent que ce gaz est l'hydrogène carboné, qu'ils appellent gaz des marais; d'autres, que c'est l'hydrogène sulfuré; d'autres, l'acide carbonique; d'autres, l'azote; d'autres enfin, l'hydrogène phosphoré. Mais quelques-uns ont fait des recherches qui n'ont rien prouvé de tout cela : ils ont analysé comparativement et à diverses époques l'air des marais et celui des montagnes qui les bordent, et les ont trouvés exactement identiques; et cependant on ne peut dormir sur le bord de ces marais sans être pris de la fièvre, tandis qu'on se porte à merveille sur les monts voisins : ce qui démontre nécessairement que l'agent destructeur échappe à nos moyens d'analyse.

Tenez-vous en donc au fait, et ne demandez rien de plus sur le compte d'un ennemi dont le nom et la nature sont encore inconnus : vous imiterez en cela la sagesse de l'un de nos plus célèbres hygiénistes, qui a dit sans détours : « N'ayons pas honte d'avouer que jusqu'ici nous ne savons pas en quoi elles (ces émanations) consistent. »

Mais si je me vois contraint de vous laisser ignorer l'essence de cet être invisible et dangereux, que, faute de mieux, nous appelons miasme, et que les Italiens appellent *malaria*, je dois, par compensation, vous apprendre ce que c'est qu'un marais dans la langue hygiénique. Plusieurs conditions sont nécessaires pour en constituer le caractère : d'abord l'odeur qu'on nomme marécageuse; puis un terrain plat, tourbeux ou argileux; enfin une humectation permanente, mais de manière à ce que l'eau ne soit point apparente à la surface. Notez que ces trois conditions doivent exister ensemble : car il est des lieux qui exhalent de mauvaises odeurs, tels que les moulins et les canaux; il en est qui sont argileux, mais dont la pente permet aux eaux de s'écouler; d'autres, enfin, tels que certains étangs, que l'eau n'abandonne jamais entièrement : tous ces lieux peuvent être habités, non toutefois sans quelque danger, mais leur influence est loin de s'exercer sur nous avec autant d'intensité que celle des marais proprement dits.

Règle générale : tout terrain plat qui s'inonde et se dessèche alternativement chaque année, est un lieu dont il faut redouter l'insalubrité.

Savez-vous quelle est, dans notre belle France, l'étendue des marais qu'on appelle mouillés ou secs, salans ou non salans? Cette étendue n'embrasse pas moins de six cent mille hectares. Les plus vastes et les plus dangereux se rencontrent aux bords de la mer.

Vous, mon ami, qui voulez vous soustraire aux atteintes de la fièvre quarte, bilieuse ou typhoïde, de même qu'à celles des obstructions, de la gastrite, de l'entérite, de la dysenterie, etc., gardez-vous d'une habitation située dans une terre marécageuse.

Je ne croyais pas, direz-vous, les marais aussi dangereux : car j'y ai bien souvent chassé, j'y chasse même encore quelquefois, quoique sur mon déclin, et je n'ai pas le souvenir d'y avoir jamais pris la fièvre quarte; et aujourd'hui je n'ai point d'obstruction, Dieu merci! C'est à peine si j'en ai rapporté par fois un léger rhumatisme. — Je connais, en effet, votre remarquable passion pour ce genre d'amusement, et les nombreux succès que vous y avez obtenus. — On aime à faire ce qu'on fait bien. — Je sais avec quelle intrépidité vous vous enfonciez dans la vase, et braviez le froid aux jambes pour aller, du fond des roseaux , dépister la bécassine à la chair exquise. Je sais avec quel bonheur votre plomb meurtrier arrivait à point, cherchant dans les airs l'oiseau rapide que son triple crochet ne pouvait dérober à votre atteinte. Je sais enfin avec quel innocent orgueil vous aimiez, au retour de la chasse, à étaler vos trophées emplumés, dussent-ils vous valoir quelque rhume ou sciatique. C'est, je n'en disconviens pas, un plaisir comme un autre : *sua cuique voluptas.* Mais savez-vous pourquoi vous n'y avez pas gagné quelques bonnes fièvres ? C'est parce que vos muscles étaient en mouvement, et parce que votre esprit était tenu en haleine par l'ardeur de la poursuite. Vous pouviez alors parcourir, sans danger, le marais dans tous les sens; mais si vous vous fussiez avisé de vous reposer, et de dormir sur ses bords, le frisson, *l'horror* médical, se fût emparé de vous, et vous accompagnant au logis, vous eût fait passer bien des nuits sans sommeil; et cependant, au milieu du marais, vous respiriez le gaz en plus grande abondance. Mais ceci est un point de physiologie qu'il serait trop long de vous développer. Ayez foi dans l'expérience qui nous apprend qu'un marais

est dangereux lorsqu'il commence à se dessé-
cher, ce qui a lieu souvent aux mois d'août
et septembre, mais surtout en octobre pour
notre climat. Elle nous dit encore que c'est le
soir, la nuit et le matin, que nous devons redouter les effluves marécageux, et qu'enfin,
c'est pendant les heures du repos et du sommeil que ces effluves exercent sur nous le plus
puissamment leur délétère influence.

Vous ne regretterez point, je l'espère, que
je me sois attaché à qualifier cette espèce de
terrain plus particulièrement que les autres :
c'est une obligation amenée par l'importance
du sujet.

Maintenant, et avant de vous indiquer la
nature du sol qui convient à votre habitation,
je dois vous dire quelles sont les choses dont
il faut éviter le voisinage, sous peine de payer
plus ou moins cher votre défaut d'expérience
à cet égard. Au nombre de ces choses, les
établissemens réputés dangereux, insalubres
ou incommodes, méritent d'occuper une première place. Bien a pris au législateur d'éten-
dre son pouvoir sur ces établissemens : car
certains spéculateurs, poussés par l'amour des
richesses, ne se feraient point scrupule de
placer au sein des villes l'objet de leur industrie, au risque d'empoisonner ou de faire fuir
toute une population, si des règlemens admi-
nistratifs n'imposaient, dans ce cas, des con-

ditions qui protègent l'intérêt public contre
l'égoïsme privé. Laissez faire, en effet, la classe
des industriels, classe utile, il est vrai, mais
parfois bien incommode : l'un va déposer à
votre porte sa poudrette soi-disant inodore;
un autre placera sous vos croisées sa chau-
dière à suif; celui-ci établira contre un mur
mitoyen ses fourneaux à produits chimiques;
celui-là laissera couler devant votre maison
les eaux pestifères de sa fabrique; cet autre
n'aura nul souci de vous enfumer chez vous,
comme un renard dans son terrier; un autre,
enfin, se rira des terreurs que vous cause
jour et nuit sa machine à haute ou basse pres-
sion, dût-elle vous faire sauter, vous et votre
maison. Il ne tiendrait qu'à moi de vous citer
ainsi deux ou trois cents espèces de manufac-
tures, fabriques, usines, etc., dont le voisinage peut compromettre votre commodité,
votre santé, et même votre vie; mais la dési-
gnation en serait trop longue : il sera mieux,
pour plus de détails, de vous renvoyer à l'ou-
vrage de M. Trebuchet, qui vous donnera la
nomenclature de tous les établissemens de ce
genre.

Avant de fixer votre choix sur la maison
que vous devez habiter, prenez bien vos précautions : faites votre information *de commodo
et incommodo;* soyez bien sûr de vos rensei-
gnemens; parcourez-les alentours avec clair-

voyance; ayez le nez au vent pour sentir une fabrique empoisonneuse, l'œil ouvert pour découvrir les fumées d'un fourneau incommode, l'oreille attentive au tapottement de l'usine qui ne vous laisserait dormir ni le jour ni la nuit; assurez-vous, enfin, s'il n'existe pas tout près de votre lieu d'élection quelqu'une de ces machines redoutables dont l'explosion peut, un beau matin, vous emporter dans les airs. Si vous faites une de ces découvertes, éloignez-vous, et vous tenez à une distance respectueuse : c'est le moyen de faire de bonnes digestions, et de sommeiller tranquillement.

Ce sont là les principaux écueils dont vous devez éviter la rencontre. Il en est bien encore quelques autres qui, cachés dans les bas-fonds des quartiers les plus populeux, échappent aux regards d'une administration insoucieuse; mais, en pilote habile, vous saurez les tourner : je les livre à la sagacité de votre organe olfactif.

Les objets dont je viens de vous entretenir, et qui sont œuvres de l'homme, ne sont point les seuls dont vous ayez à craindre les approches : la nature aussi vous offre, dans quelques-unes de ses dispositions, des causes d'insalubrité dont je vais vous signaler l'existence.

Je vous ai déjà parlé des marais : j'en ai dit assez, je pense, pour vous en faire redouter les dangers. J'ajouterai que vous ne pouvez vous en tenir trop éloigné : car leurs miasmes subtils, agités par le moindre vent, peuvent être transportés à une grande distance, et exercer encore leur sourde et malfaisante action. Toutefois, je dois dire qu'il est certaines circonstances, certains arrangemens de lieux qui peuvent apporter ici des exceptions. Quelle que soit, en effet, la mobilité du miasme, ou son affinité pour l'air atmosphérique, il suffit quelquefois d'un obstacle mécanique, tel qu'une muraille ou un rempart, pour arrêter sa propagation, et préserver de ses atteintes. Dans la *Corse,* les habitans des villages situés près des marais sont beaucoup plus molestés par les fièvres palustrales que ceux des villes abritées par des murailles. Néanmoins, soyez averti que je ne vous donne cette observation que pour mémoire, et non dans le but de vous inspirer une confiance qui puisse détruire les craintes salutaires que doit éprouver ici un homme prudent.

Aux étangs doivent s'appliquer les considérations qui précèdent. Les étangs ne sont, en effet, que des marais temporaires. Mis à sec pour la culture, ou desséchés partiellement par suite de l'évaporation amenée par les chaleurs de l'été, les eaux, en les abandonnant, laissent sur leur fond des dépôts de conferves et autres corps organiques dont la putréfac-

tion ne tarde point à s'emparer. De là naissent
des émanations infectes qui se répandent dans
les lieux circonvoisins, et s'attaquent aux habitans, sur lesquels elles impriment les traces
caractéristiques de leur fâcheuse influence.
Vous n'éprouvez point ici, il est vrai, l'éner-
gique et persévérante puanteur des marais;
mais les effets sont encore assez intenses pour
vous faire ressentir les ennuis du doute et de
la circonspection.

Quoi! dites-vous avec quelque humeur,
après m'avoir inspiré des craintes sur mon
goût pour la chasse aux marais, allez-vous
aussi m'interdire les charmes d'une habitation
située près des rives boisées d'un étang, où
j'aimerais à me livrer au plaisir de la pêche;
où j'aimerais, errant d'un bord à l'autre, à
faire glisser ma barque sur ses ondes paisibles, et à la pousser sans bruit au milieu des
roseaux pour y surprendre la poule d'eau entourée de sa jeune famille; où j'aimerais à
épier l'élan rapide du brochet, ou bien à observer les jeux sans défiance de la tanche et
du carpillon; où j'aimerais à aller à la recherche du nénuphar étalant sur l'eau son disque
doré, et du glaïeul élevant sa fleur de couleur
bleue de ciel; où . . . . ! Non, mon ami, je
ne veux point porter le trouble dans des joies
aussi innocentes; je ne vous défends point
d'une manière absolue un séjour qui, pour

vous, est si plein de douceurs : vous pouvez vous y abandonner à tous vos goûts; je vous permets même de vous entretenir, le soir, dans vos promenades rêveuses, avec la nymphe qui préside à ces lieux, comme *Numa* avec *Egérie*, ou *Socrate* avec son démon. Votre imagination, je le sais, vous la peindra sous les formes les plus gracieuses, sous les traits les plus séduisans, brillante de jeunesse et de beauté; de son souffle répandant la fraîcheur, animant la verdure, parfumant le bocage. Oui, c'est là son beau temps. Vous pouvez alors respirer l'air qu'elle respire; mais que ce temps est court! Combien a peu de durée cet éclat dont votre esprit se plaît à entourer la *Naïade!* Savez-vous ce qu'elle devient dans l'arrière-saison? Figurez-vous un être au teint plombé, à l'œil terne, aux membres amaigris, au pas lourd et chancelant, aux traits vieillis, aux dents couleur d'ébène, à l'haleine fétide, et vous aurez la seconde image de votre divinité: *nil fuit unquam sic dispar sibi.*

Pourquoi ce douloureux changement? C'est que les miasmes ont passé par-là : ils ont, de leur contact impur, terni la vivacité des couleurs; ils ont flétri la jeunesse, la beauté, la santé.

> Et, rose, elle a vécu ce que vivent les roses,
> L'espace d'un matin.

Lors donc que la canicule ou les vents auront emporté une partie des eaux de votre cher étang, lorsque vous en verrez les bords à sec, il sera temps de faire retraite : il vous faudra abandonner les lieux hantés par votre déesse, dont les charmes éteints ne renaîtront qu'avec le printemps. Dès-lors cessez tout colloque avec elle ; ne vous arrêtez plus sous le saule qui l'ombrage ; laissez-la reposer sur son lit de roseaux : car vous né pouvez soulager ses douleurs. Eloignez-vous, fuyez, dans la crainte de respirer son souffle empoisonné.

C'est dans l'espace de temps qui s'écoule du mois d'août au mois d'octobre inclusivement, que le voisinage des étangs, comme celui des marais, offre le plus de dangers. Il y a deux raisons à cela : la première, c'est que cette époque est celle du plus grand retrait des eaux, d'où résulte un dépôt plus étendu de matières décomposables ; la seconde, c'est que, la chaleur modérée et l'humidité étant des causes très-puissantes de la décomposition des substances organiques, cette opération chimique trouve dans cette saison, mieux que dans toute autre, les élémens qui lui sont nécessaires, et, par cela, donne une grande activité au dégagement des émanations nuisibles : aussi est-ce dans cette partie de l'année que se font spécialement remarquer les affections marécageuses.

Des étangs aux rivières, la transition est

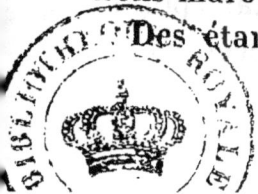

possible, hygiéniquement parlant. Je vais donc vous dire quelque chose sur le voisinage des rivières. Mais, cette fois, n'ayez peur que je sape encore une de vos jouissances, et que je veuille vous priver du plaisir de voir couler l'eau, et de pêcher à la ligne : seulement je dois vous donner quelques avertissemens propres à tenir votre circonspection en éveil; car, passez-moi l'expression vulgaire, il y a rivière et rivière. Or, voici la distinction qu'il faut établir entre elles : il en est dont les bords sont plats, et dont le lit est peu profond relativement à sa largeur, ce qui se voit surtout dans la partie de leur cours qui traverse les plaines. Pendant les grandes eaux, elles débordent habituellement, et convertissent en marais les lieux qui les avoisinent. Pendant les sécheresses, elles montrent à sec leurs rives couvertes de limon. Celles-ci, quant aux effets sanitaires, doivent être assimilées aux étangs. Mais il en est d'autres dont les dispositions n'offrent point les mêmes inconvéniens : ce sont celles qui coulent tantôt rapides, tantôt tranquilles, dans un lit plus étroit et suffisamment encaissé entre deux bords taillés à pic. Ici les eaux peuvent s'abaisser sans résultats nuisibles : car, l'escarpement des bords ne permettant point aux dépôts de s'y arrêter, il n'y a point de décomposition, et partant point d'émanations incommodes ou dangereuses.

Si la prudence veut que vous vous teniez à distance des premières, vous pouvez, en revanche, vous approcher hardiment des autres, qui, heureusement pour vos sympathies sont les plus nombreuses. Là, vous n'avez point à craindre le terrible malaria. Vous pouvez, sans danger, le matin ou le soir, fouler l'herbe molle de la prairie. Vous pouvez, vers le milieu du jour, assis sur la rive, à l'ombre de verts arbrisseaux, vous livrer à quelque méditation philosophico-pastorale sur le bonheur des champs et sa brièveté; vous pouvez amuser votre oreille du murmure du flot qui passe et disparaît, ainsi que passent et disparaissent les hommes et leurs vains bruits. Là, enfin, vous pouvez donner un libre essor à toutes vos vertus champêtres, montrant à vos voisins, *fortunati agricolæ*, si....., les trésors de vie qui les entourent, et, répétant, pour votre propre satisfaction, ces mots d'Horace : *Ego laudo ruris amœni rivos, et musco circumlita saxa;* j'aime les ruisseaux d'une jolie campagne, et leurs cailloux fardés de mousse.

Ceci est pour l'habitation rurale; quant à l'habitation des villes, il pourrait bien en être autrement. Je ne sais. C'est un point à examiner : car nos hygiénistes ne sont point complètement d'accord sur la question de l'innocuité des rivières au sein des populations agglomérées. On a dit que les hommes em-

ployés aux travaux des rivières, ou les pê-
cheurs habitant leurs bords, étaient assez
robustes, et non plus souvent malades que
d'autres; que les maisons de plaisance et les
nombreux hôtels situés sur les rives de la
Seine n'étaient pas plus insalubres que les
maisons qui sont éloignées de ce fleuve; et
que, du reste, l'influence du voisinage de l'eau
sur la mortalité dans la capitale avait échappé
jusqu'à ce jour aux recherches statistiques.
Mais, d'un autre côté, on a dit avoir observé
que les fièvres d'accès sévissaient plus vivement sur les habitans riverains que sur les
autres. La cause de ces faits contradictoires
pourrait bien venir de ce qu'on n'a point tenu
compte d'une manière assez précise de certaines conditions, telles que la position sociale,
les mœurs, le régime, joints à l'influence humide, et aussi aux distributions et expositions
des logis.

Il est un fait généralement reconnu : c'est
que les maisons étroites, pressées les unes
contre les autres, et contenant un nombre de
ménages hors de proportion avec leur étendue, renferment des causes d'insalubrité au
nombre desquelles on ne peut se refuser d'admettre l'humidité. Il est évident que, si ces
maisons sont situées sur le bord d'une rivière,
l'élément humide puisera de nouvelles forces
dans l'air chargé des molécules qu'il enlève à

la surface de l'eau. Il est donc d'une bonne
logique de ranger parmi les habitations les
moins salubres, toutes choses égales d'ailleurs,
celles qui se trouvent placées le plus près de
l'eau. Et cependant, avec quelle ardeur les
populations ne s'entassent-elles point, au mé-
pris des lois hygiéniques, dans le voisinage
des rivières! Vous les verriez, n'en doutez
point, si nos gardiens des ponts et chaussées
n'y mettaient obstacle, vous les verriez, dis-je,
poussées par la faim, mauvaise conseillère,
malesuada fames, planter dans l'eau le pied
de leurs maisons, ainsi que font les castors et
les habitans du lac de *Tondano,* en Océanie.
Mais ceci tient à une cause qu'il n'est point de
mon sujet d'examiner : c'est le *pro stipe labor*
de l'empereur Probus; c'est la soif de l'argent,
argenti sitis importuna, famesque, causes principales de l'insalubrité des grands centres de
population.

Je sais que celui à qui son travail ou son
industrie sont nécessaires pour vivre, doit re-
chercher la position la plus avantageuse, et
s'approcher, tant qu'il peut, des points principaux de consommation. Mais dame Santé se
soucie peu des arrangemens sociaux; elle a
des ennemis, elle doit les fuir. Elle dit au
pauvre comme au riche : Le vent d'ouest me
fait mal; je crains l'air humide; vos miasmes
m'empoisonnent; je veux quitter ces lieux. —

Le riche lui répond : Eh bien! tournons-nous
à l'est; tenons-nous à distance de la rivière;
éloignons-nous du foyer des miasmes. — Le
pauvre, lui, à son tour, dit : Mon travail et
mon pain sont ici; je ne puis changer de place.
— J'en suis fâchée, reprend la dame; il faut
nous séparer. Adieu. — Que faire avec une
créature aussi absolue? Je dis absolue, c'est
son défaut; — qui n'a pas le sien? mais, au
demeurant, fort bonne personne, aimante par
caractère, comme l'est son sexe; point rancu-
nière, et amenant avec elle le contentement
et la bonne humeur. Que faire donc? — Don-
nez à chacun cinq ou six mille livres de rente,
a dit un critique, avec beaucoup de justesse.
— Excellent moyen, en effet; baume souve-
rain que j'administrerais bien volontiers à
tous mes malades, si je l'avais en main. Mais
malheureusement la médecine n'a eu, jusqu'à
ce jour, que des conseils à donner, et non des
rentes : *non omnia possumus omnes.* Quoi qu'il
en soit, le remède est désormais connu : il ne
s'agit plus que de se le procurer. Je ne doute
point qu'aussitôt qu'il pourra sortir sans frais
de la cornue du chimiste, tous les médecins
ne s'empressent de l'ajouter à leurs formules.

Le voisinage des rivières peut donc vous
faire courir deux chances : celle de l'humide,
et celle des effluves marécageux. Ainsi, il est
utile de prendre en considération la confor-

mation de ces rivières, et de ne point se placer indifféremment près de telle ou telle partie de leur cours. Les instructions que je viens de vous donner suffiront, je l'espère, pour vous guider dans les cas douteux, et vous faire éviter toute espèce de dangers. Peut-être eût-il été plus sûr de vous interdire tout accès au bord de l'eau; mais il eût été par trop cruel de vous imposer le sacrifice de vos prédilections aquatiques : j'aime mieux prendre sur moi la responsabilité de vos entraînemens; car, croyez, mon ami, tant je porte intérêt à tout ce qui touche à votre santé, que je souffrirais autant que vous de la fièvre que vous pourriez prendre dans ce cas; j'aurais mal à votre poitrine, comme disait Mme de Sévigné à sa fille. Cette raison, à défaut d'autres, et l'instinct de conservation qui vous est propre, vous tiendront, je l'espère, dans les voies de la prudence.

Pour en finir avec l'eau, il ne me reste plus qu'à vous parler des bords de la mer. Dans ce cas, comme dans celui qui a trait aux rivières, vous avez à faire un choix, et à prévoir les dangers que présentent un bon nombre de plages. Ces dangers viennent surtout des marais qui, dans ces lieux, occupent une grande surface de terrain. Les plus célèbres par leur pouvoir destructif, sont ceux qu'on rencontre le long des côtes de la Méditerranée. Ces parties de la France, où le soleil est si beau, le climat si salutaire, et où les habitans, comme a dit le président Dupaty, demandent aux étrangers pardon de la neige quand elle y tombe ; ces parties, dis-je, qui s'étendent ni plus ni moins que depuis le pied des Alpes jusqu'au pied des Pyrénées, deviennent, dans certaines circonstances, des cloaques impurs dont il faut redouter les approches. Soit du côté de la Méditerranée, soit du côté de l'Océan, vous les trouvez toujours en abondance. Ce n'est pas cependant que vous ne puissiez découvrir quelque part un point de la côte où vous soyez en sûreté, et hors de la portée du miasme ; il n'est point même difficile d'en rencontrer plusieurs. Je voudrais pouvoir vous les montrer d'ici ; mais vous concevez mon embarras : je craindrais, en le faisant, que mes indications ne fussent point assez précises, et qu'elles ne vous fissent tomber dans quelque erreur dont j'aurais à regretter d'avoir été la cause. J'aime mieux, dans le cas où vos préférences vous attireraient vers la mer, vous donner le conseil d'en parcourir les côtes, et de vous arrêter là où s'offrira quelque anse dont les bords, suffisamment élevés, vous présenteront une bonne exposition, et où vous soyez à l'abri de l'haleine étouffante du siroco, et du souffle glacé du mistrao.

Toutefois, le voisinage de la mer n'a point

seulement pour inconvénient de vous exposer dans un grand nombre de cas aux effets des effluves marécageux : il a encore celui de vous livrer au contact des vents humides ou tempétueux qui s'élèvent dans ces régions, et vous font subir de fréquentes transitions du chaud au froid et du sec à l'humide.

Je sais qu'en général le voisinage de la mer est réputé salubre, que les médecins y envoient volontiers leurs malades, et que les convalescens y reprennent assez bien leurs forces : cela tient-il aux bains qu'on peut y prendre, ou à la respiration d'un air chargé par fois de particules de muriate de soude? Quoi qu'il en soit, abstraction faite des parties marécageuses, vous ne devez point au hasard y planter votre tente : car si sur ce bord vous respirez un air pur, moins chaud en été, et moins froid en hiver, sur cet autre vous êtes entouré d'une atmosphère brûlante qui vous accable et vous dessèche. Là, si vous voyez les flots caresser mollement le rivage, ici vous êtes témoin d'affreuses tempêtes qui menacent de naufrage le rocher même sur lequel est placée l'habitation. Si dans ce lieu la grève sablonneuse et salubre invite le baigneur, dans cet autre elle n'offre que des amas formés de détritus végétaux et animaux rejetés par les flots. Si, enfin, de ce côté vous marchez toujours le pied sec, de celui-là vous pouvez être atteint par l'inondation.

Je ne répèterai point ce que j'ai dit précédemment de l'humidité résultant de l'évaporation des eaux : je vous tiens pour suffisamment averti. Peut-être, cependant, son influence est-elle ici moins fâcheuse que sur le bord des rivières, attendu que ses effets pourraient être modifiés par la présence de l'hydrochlorate de soude qu'emportent avec elles les molécules aqueuses, dont la vertu débilitante se trouverait neutralisée par leur mélange avec ce sel. Prenez toutefois vos précautions à cet égard, et n'ayez point trop de confiance dans cette théorie.

Je passerai sous silence les canaux, lacs, mares, noues, biez, lagons, flaques, lais et relais, contre lesquels je pourrais bien aussi déblatérer ; mais je crains de vous brouiller avec l'eau, cet élément si abondamment répandu dans la nature, et surtout si nécessaire à tout être qui vit ou végète. Toutefois, je devais vous en dire mon opinion. Si dans bien des circonstances elle est un moyen de conservation et de salubrité, dans d'autres elle n'est qu'une source de destruction et d'émanations nuisibles pour la santé. Si très-souvent elle offre l'utile et l'agréable, souvent aussi elle recèle des qualités contraires, ce qui démontre physiquement que les choses même les plus précieuses de ce monde ne sont qu'un mélange de bon et de mauvais. Je l'ai appris de Sterne : *But there is nothing unmixed in this World.*

Je croyais, mon ami, vous avoir signalé les points principaux où l'eau montre son mauvais côté; mais il en est un encore que je ne dois pas oublier : ce sont les forêts. Qu'y a-t-il de commun entre l'eau et les forêts? Une chose essentielle sous le rapport sanitaire : l'humide, cet agent sournois que je ne dois cesser de montrer au doigt partout où il se cache, qui pénètre partout, s'attache à tout, et détruit tout. Protée rongeur d'autant plus ignoré, qu'il revêt toutes les formes; et d'autant moins redouté, qu'il agit plus lentement et d'une manière plus furtive. Ainsi a-t-on vu de tout temps l'homme se livrer sans défiance à son action, et, comme l'oiseau de rivage, s'établir sur le cours des rivières, ou ne pas craindre de vivre avec lui dans l'épaisseur des forêts. La nature, il est vrai, avait imposé ces deux positions aux besoins primitifs de l'espèce humaine : aussi l'homme n'en a-t-il point découvert d'abord les secrets dangers; et aujourd'hui même l'instinct n'a révélé qu'à un très-petit nombre la connaissance et la crainte des méfaits de cet hôte perfide. C'est pourquoi nous voyons si souvent encore les constructeurs édifier leurs maisons sans se douter le moins du monde qu'ils élèvent des murs où ils vont s'enfermer avec leur ennemi.

L'observation semble avoir démontré que les forêts attirent les pluies et les orages, et que les pays les plus boisés sont ceux où l'eau est le plus abondante, où les ruisseaux et les étangs sont le plus communs. La Basse-Egypte en est un exemple : depuis que Mehemet-Ali y a fait planter vingt millions d'arbres, il y pleut beaucoup plus souvent qu'autrefois. D'un autre côté, il est de notoriété que, dans certains lieux où de grands déboisemens ont été opérés, le sol, humide auparavant, est devenu sec, et les sources, autrefois abondantes, sont devenues rares. Outre la propriété qu'ont les forêts d'attirer les pluies, elles ont encore celle d'entretenir l'humidité du sol, en s'opposant à la libre circulation de l'air et à la pénétration de la lumière. Sous ces divers points de vue, leur séjour est donc insalubre, et impropre à l'habitation. Puis encore, de ce sol humide s'échappent nécessairement des gaz offensifs, produits de la décomposition, quoique lente, des végétaux, et de la putréfaction des nombreux insectes qui y périssent.

Il est vrai que des expériences faites par les physiologistes, il résulte que les végétaux, quand ils sont frappés de la lumière du soleil, laissent échapper du gaz oxygène qui purifie l'atmosphère, et la rend douce à respirer. Mais il résulte aussi de ces mêmes expériences, que pendant l'absence du soleil ils répandent de l'acide carbonique, qui, comme on sait, n'est point propre à la respiration, et dont l'action sur notre organisme est très-souvent délétère.

Je connais cependant, dites-vous, de fort agréables demeures placées au milieu des bois, et dont les habitans jouissent d'une assez belle santé. — Je ne le conteste point; mais ceci tient à des circonstances de lieux qui atténuent les effets de la situation, telles que l'exposition, et un vide suffisant autour de l'habitation. Cela tient encore aux habitudes des individus, que leurs travaux ou leurs goûts entraînent au-dehors, et à qui ils procurent un exercice qui les fortifie contre les influences du dedans. Le chasseur passionné, par exemple, aime les forêts, et les plus grandes; il s'y porte à merveille, pourvu que ses chiens aient de la voix, et ses chevaux du jarret. — Son piqueur a fait l'enceinte : il accourt avec sa meute. La bête est bientôt lancée; il la suit à travers clairières et futaies, prêtant une oreille réjouie à l'aboi des chiens et aux sons retentissans du cor. Ardent à la poursuite, il franchit les espaces, va, vient, retourne, perd et reprend la piste... Enfin la bête épuisée tombe, et se rend; lui, joyeux, saisit sa proie, rallie ses chiens, leur fait curée, et rentre au manoir, ayant fait ses dix lieues. Son appétit est en raison directe des distances qu'il a parcourues : la table alors lui offre un plaisir non moins vif que celui qu'il vient de prendre; puis il se couche, dort d'un profond sommeil, et, le lendemain, s'éveille frais et dispos, tout prêt à reprendre ses exercices favoris.

Vous, mon ami, qui n'êtes plus de force à courre le cerf, — *di seguir l' orme di fugitiva fera,* — ou à attaquer le sanglier, — *d' assalir cinghiale,* — vous trouveriez-vous aussi bien de ce séjour? Non : car vous ne pourriez prendre assez d'exercice pour corroborer vos organes, et les mettre à l'abri de l'action des choses insalubres qui règneraient autour de vous. L'air humide, l'acide carbonique, les gaz putrides, le *malaria* en un mot, auraient sur vous trop d'influence pour vous permettre de jouir de la plénitude de votre santé.

Cependant il ne faut point prendre cette prohibition dans un sens trop absolu : car, dans certaines circonstances, les forêts sont un moyen d'assainissement, en tant qu'elles préservent des vents froids ou humides, et que surtout elles servent de barrière contre les courans d'air qui traversent les marais ou autres foyers d'insalubres émanations. Or, si, dans la belle saison d'été, vous teniez à jouir de l'ombrage des forêts et de leurs promenades solitaires, vous pourriez vous loger sur la lisière du bois, du côté de l'orient, ayant devant vous la plaine, et derrière l'épais ri-

deau des futaies. Cette position est des plus
heureuses, et vous pouvez même la regarder
comme salubre, pourvu toutefois que votre
habitation ne soit point trop près de la forêt,
et que l'air puisse circuler librement autour
d'elle.

J'aurai terminé mon chapitre sur les dangers d'un mauvais voisinage, lorsque je vous
aurai parlé des cimetières, qui, eux aussi, méritent, comme vous allez le voir, de fixer un
moment notre attention. Ils peuvent, en effet,
mon ami, compromettre physiquement et moralement votre santé. Physiquement, ils vous
exposent à l'action des gaz pestilentiels qui
s'échappent des restes humains. Ceci a lieu
surtout lorsque le terrain qui sert aux inhu-
mations est trop humide, ou lorsque le niveau
des eaux souterraines se trouve trop près de
la superficie du sol. Dans le premier cas, la
décomposition des corps est très-active, et
dans le second, les fosses ne peuvent avoir
une profondeur suffisante, et ne peuvent être
recouvertes d'une couche de terre assez épaisse
pour mettre obstacle au dégagement des exha-
laisons septiques. Le redoutable *malaria* peut
alors vous atteindre, attaquer avec violence
ou miner sourdement les parties vitales de votre organisme, ou tout au moins faire subir
de fréquens déboires à votre sens olfactif.

Vous n'êtes point venu à votre âge, mon

ami, sans avoir rencontré dans vos lectures le récit de quelque déplorable évènement arrivé dans le séjour des morts, tels que, par exemple, la fin subite de ce fossoyeur qui tomba mort en ouvrant le cercueil d'un homme mis en terre un an auparavant; le décès de ces pénitens qui périrent en pénétrant dans le caveau sépulcral d'une église; le trépas de quinze personnes causé par le dérangement de cercueils qui durent faire place à celui d'un seigneur de village; la perte malheureuse de ces trente-quatre petits enfans qui, ainsi que le curé et son vicaire qui les catéchisaient, succombèrent à la fièvre qui leur vint d'une tombe mal scellée; et ces cent quarante-neuf personnes qui prirent toutes le typhus pour avoir respiré l'air d'une certaine église; et cette peste sortant d'un puits renfermant des cadavres, et qui fit un grand nombre de victimes; et mille autres catastrophes du même genre dont je pourrais vous faire ici la nécrographie si je savais qu'elle pût vous amuser.

Je dois vous dire néanmoins que les accidens de cette sorte sont beaucoup moins fréquens de nos jours qu'ils ne l'étaient autrefois. Ces accidens venaient de la coutume d'enterrer jadis la haute classe dans les lieux consacrés au culte de la religion. Tout seigneur apportait en naissant et conservait après sa mort le privilége d'être inhumé au milieu de ses

vassaux vivans. Le sein des églises était ordinairement le lieu qu'il choisissait à cet effet.
Là, on lui préparait un caveau plus ou moins
spacieux où il pût reposer en famille : car ce
n'était point déroger, et la terre qui couvrait
le serf n'était point digne de presser sa su-
perbe dépouille. Malheureusement la nature,
qui ne reconnaît point les priviléges, le frap-
pait de la loi commune, et la décomposition,
sans respect pour sa lignée, s'emparant de ses
restes mortels aussi bien que de ceux de son
dernier vassal, transformait le caveau en un
noble cloaque, par quoi le vilain avait l'hon-
neur d'être empoisonné.

Cet état de choses n'est plus : la leçon du
passé n'a point été perdue. La loi humaine,
éclairée par dix siècles d'expérience, a voulu
que la dalle du saint lieu fût irrévocablement
scellée, et qu'elle ne se levât plus désormais
pour donner place à des restes mortels; elle
a voulu que les lieux de sépulture ne se trou-
vassent plus au sein des populations agglomérées, et, comme un hommage rendu au principe d'égalité parmi les hommes, elle a voulu
que, pauvres et riches, puissans et faibles,
tous reposassent dans le même champ.

Puis, entrant dans de sages détails, elle a
proportionné l'espace au nombre des individus; elle a fixé la distance qui devait se trouver entre l'un et l'autre; elle a désigné la pro-

fondeur de la fosse. Elle a prescrit que le champ commun serait entouré de murs, et planté d'arbres, afin d'opposer un obstacle aux courans des miasmes qui pourraient être portés sur les habitations voisines. Enfin, elle a déterminé le temps avant lequel il ne serait point permis de remuer la cendre des morts, de peur qu'elle ne portât préjudice à la santé des vivans.

Sages prescriptions. Mais, pour qu'elles soient mises en pratique, il faut la volonté des hommes; il faut que les localités offrent les conditions voulues; il faut faire taire les préjugés, vaincre des habitudes, contrarier des idées religieuses, heurter des affections de famille, secouer l'incurie administrative. Que d'obstacles à surmonter pour arriver à quelque bien! Aussi voit-on souvent au centre des villages, à dix pas des habitations, sous les murs de l'église, un espace rétréci où les morts se coudoient, cachés sous un peu de terre à laquelle on laisse à peine le temps de se couvrir d'herbes. De tels abus n'existent pas seulement dans les villages, mais on les rencontre encore en plus ou moins grand nombre dans quelques villes. Le pavé des églises ne sert plus, il est vrai, de couverture à de nouveaux morts; mais, dans bien des lieux, la force de l'habitude maintient encore la plupart de ces abus.

Je veux bien admettre le cas où les choses offrent les dispositions les plus favorables à la salubrité. J'accorderai que toutes les précautions ont été prises pour préserver la matière vivante du contact de la matière morte, et que, logé près du séjour des morts, aucune émanation ne vienne empêcher physiquement les rouages de votre machine de fonctionner en liberté; mais, moralement, n'aurez-vous point à souffrir du voisinage d'un lieu qui ne peut apporter à votre esprit que de sombres idées? Je vous prends dans votre intérieur : vous êtes seul avec vos pensées, occupé de quelque souvenir agréable, ou livré tout entier au plaisir de vivre; ou bien vous êtes absorbé dans une lecture attachante qui trace à votre imagination des tableaux pleins de grace et de fraîcheur; ou bien, entouré de votre famille, vous aimez à vous livrer à ses épanchemens et aux témoignages de ses affections; ou bien, enfin, près de quelques amis qui vous restent, vous vous abandonnez au charme d'une conversation qui vous égaie en vous reportant aux temps heureux de votre jeunesse. Mais, au milieu de ces instans pleins de douceur, quel bruit vient frapper votre oreille? Ecoutez! C'est la voix sépulcrale du chantre; ce sont les gémissemens d'une famille éplorée; c'est un convoi funèbre qui passe : image des souffrances et de la triste agonie d'une vie qui vient de s'éteindre, tableau d'amers regrets et de douloureuses séparations... Soudain votre visage s'attriste, votre ame s'assombrit; vous vous repliez en vous-même; vous vous surprenez à compter les hivers dont le nombre a blanchi vos cheveux, et vous vous dites avec chagrin : Bientôt ce sera mon tour. Alors, adieu, gais entretiens, joies de famille, charme des lectures, peintures gracieuses, souvenirs flatteurs : tout cela s'est évanoui au bruit du chant funéraire.

Il est un âge où l'image de la mort ne fait nulle impression sur nous : nous croyons alors être si loin de ce fatal instant, qu'il nous paraît ne devoir pas nous atteindre. Mais il en est un autre où, après avoir compté les lustres, nous arrivons à compter les années, puis les saisons, puis enfin les mois et les jours. Vous n'en êtes point à ce dernier terme, mon ami; ce sont encore des lustres qu'il vous faut, je l'espère. Mais qu'est-ce qu'un lustre? le temps coule si vite à votre âge : aussi la voix qui accompagne un de vos semblables à sa dernière demeure vous frappe-t-elle d'un douloureux avertissement.

Dans certains lieux, l'homme s'efforce de parer la terre où il doit reposer pour toujours. Ce n'est plus un champ aride où croissaient la ronce et l'herbe inculte : c'est un jardin artistement tracé; l'allée y serpente avec grace;

des touffes d'arbres y étalent çà et là leur vert
feuillage; des fleurs soigneusement cultivées,
embellissent le tertre qui recouvre des restes
humains. Ici s'élève un monument fastueux;
là un mausolée aux proportions harmonieuses;
de ce côté, l'urne aux gracieux contours; plus
loin, la colonne au fût élancé; et à côté de
tout cela, l'humble croix de bois. Parmi ces
témoins d'existences passées, où est l'expression la plus pure des regrets?... Mais n'entrons point dans le secret des consciences; ne
voyons ici que le désir d'embellir le domaine
de la mort, des efforts faits pour transformer
une idée pénible en un sentiment qui peut
avoir du charme. Je suppose que votre appartement ait vue sur cette terre si bien parée:
ces groupes de verdure, ces corbeilles de
fleurs, entremêlés de corniches élégantes, de
gracieuses ogives, de légères coupoles, de
sveltes colonnes, peuvent offrir à vos yeux de
rians tableaux. Mais que votre imagination
pénètre sous ces marbres somptueux, sous ces
dômes de feuillage, sous ces fleurs si jolies:
qu'y voit-elle? la pourriture, — *lex ultima re-*
rum, — et la hideuse image de la mort qui
vous appelle, impatiente de vous saisir et de
vous enlever à votre heureuse quiétude.

Je m'arrête, mon ami, voulant suivre en
cela l'excellent exemple donné par Lope de

Vega, qui ne terminait ses vers que par égard pour son lecteur, exemple qui, soit dit entre nous, est aujourd'hui malheureusement trop peu imité. — Le prochain courrier, peut-être, vous apportera des instructions qui pourront vous mettre à même de poser la première pierre de votre maison. Adieu.

Blessings, rest and hygeia go with thee!

(YORICK.)

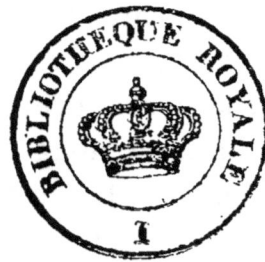

DIJON, IMPRIMERIE DE DOUILLIER.

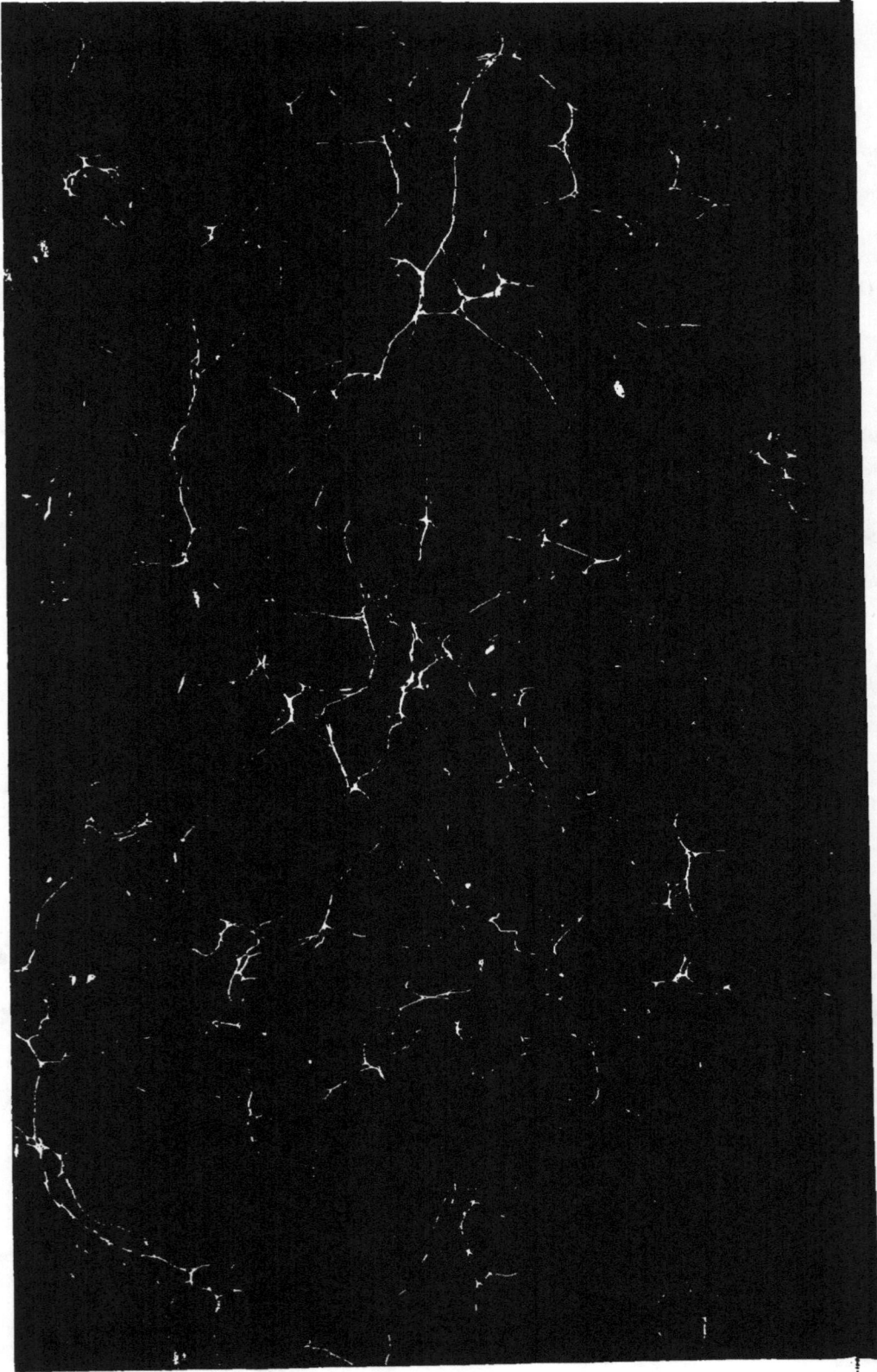

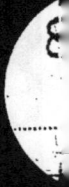

www.ingramcontent.com/pod-product-compliance
Lightning Source LLC
Chambersburg PA
CBHW071104210326
41519CB00020B/6150